医者が考案した

腰痛がラクになる「酸素たっぷり呼吸法」

医学博士・痛み専門医
河合隆志

笠倉出版社

脳の酸素不足を解消すれば
あなたの腰痛は必ず治る

長引くつらい腰痛に苦しまれている方が、日本で急増しています。
医学や医療は日進月歩《にっしんげっぽ》しているのに、
どうして医者たちは、
単純そうな「腰痛」を治すことができないのでしょうか？

私はペインマネジメントセンター（痛み治療の研究機関）などで、
臨床《りんしょう》や研究に励むなか、
慢性的《まんせいてき》な腰痛がなぜ起こるのか、
その原因を知ることができました。

3カ月以上続く痛みの多くは、
「腰」ではなく、「脳」が原因で引き起こされています。
このことは、すでに世界中の腰痛研究で明らかにされています。

しかし、日本のほとんどの整形外科は、
「腰痛」を「腰のケガ」と捉えています。
痛み止めや神経をブロックする注射を打ったり、
必要ない手術をするような治療を続けているのが現状です。
まるでスポーツ選手のケガに対処するかのように、
腰痛治療にあたっているのです。

慢性的な腰痛は、腰自体は治っているにもかかわらず、
脳が勝手に「痛い！」と
感じてしまう状態であることが非常に多い。
なぜこのようなことが起きてしまうかというと、
脳の扁桃体《へんとうたい》などの痛みをキャッチする部位が誤作動を起こしている
からなのです。
詳しくは本文中で解説していきますが、
脳が誤作動を起こすのは、
脳に必要な酸素が充分に供給できていないことが一因です。

そこで私は、
脳にたっぷり酸素を送り届けるための呼吸法を考案しました。
そのまま**「酸素たっぷり呼吸法」**と呼んでいますが、
この呼吸法を患者さんに試していただいたところ、
9割以上の患者さんが、腰痛を改善することができました。

早い人だと1週間ほどで、

「先生！　痛みが良くなりました！」

と嬉しい報告をしてくださいます。

私のクリニックには、病院の整形外科やペインクリニック、整体、鍼《しん》灸《きゅう》などに通っても腰痛が改善せず、最後の望みを託して、全国から腰痛患者さんがいらっしゃいます。

腰痛の本当の原因を知り、脳に酸素をたっぷり供給する呼吸法を実践していただくだけで、奇跡のように腰痛が消えていくのです。

いや、「酸素たっぷり呼吸法」は、奇跡でも何でもありません。

この本では、腰痛と脳のかかわりについて詳しく解説していきますが、脳にたっぷり酸素を供給することは、医学的にも心理学的にも、腰痛の改善につながることをご理解いただけると思います。

かつての私も、原因がわからない痛みに苦しんできた1人です。

だから、腰痛を抱えたあなたの苦しみ、孤独感、なさけなさ、絶望感はよくわかります。

痛みを抱えていると、人生そのものが暗く、つらいものになってしまいます。


でも大丈夫です。

「酸素たっぷり呼吸法」で、必ずあなたの腰痛はラクになります。

そのためのお手伝いをさせてください。

「酸素たっぷり呼吸法」で

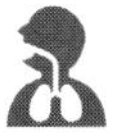

腰痛がラクになった!

実際に「酸素たっぷり呼吸法」を行い、腰痛を改善させた患者さんたちの声を紹介します。次はあなたの番です！

「半年間、家から一歩も出られないほどの激痛に苦しんでいました。病院では脊柱管狭窄症《せきちゅうかんきょうさくしょう》と診断され、手術を勧められました。でも手術はやっぱり怖く、知人から教わった『酸素たっぷり呼吸法』を試してみたところ、今ではウォーキングができるまでに回復しています！」（60代・女性）

「腰椎《ようつい》すべり症と診断され、投薬や注射、整体、鍼灸、マッサージと、ありとあらゆる治療法を試しました。しかし効果はなく、一縷《いちる》の望みを託して『酸素たっぷり呼吸法』をしたところ、たった2週間で痛みが改善！　本当に感謝しています」（50代・女性）

「ひどい坐骨《ざこつ》神経痛があり、大好きなゴルフをやめて、家の中にこもる毎日。『酸素たっぷり呼吸法』は頭がスッキリして、ストレス解消にもってこいですね！　すると不思議なことに、腰や脚の痛みもやわらいできています」（70代・男性）

「椎間板《ついかんばん》ヘルニアをきっかけに、ヨガ講師になる夢をあきらめました。何をするにも腰の痛みが怖くて、外出する機会も減り、どうして私だけがこんな目に、と落ち込むことも多かったです。でも、しっかり深く呼吸する方法を覚えてから、気持ちの面でも前向きになってきています」（30代・女性）

「5分も歩くと、脚がしびれて動けなくなる毎日。自分がなさけなくて、つらくて、みじめでした。『酸素たっぷり呼吸法』は、私のような間歇性《かんけつせい》跛行《はこう》の症状がある方にも効果的です。歩ける距離が少しずつ長くなっています」（70代・女性）

はじめに

「酸素たっぷり呼吸法」で腰痛は必ずラクになる

あなたは今、腰の痛みや脚のしびれに耐えながら、この本を手にとってくださったのでしょうか。

私は痛み治療の専門医として、毎日腰痛の患者さんを診察しています。苦痛に顔をゆがめながら、這《は》うようにしてクリニックまで来られた患者さんを目の前にすると、**「早くこの方をラクにしてあげたい」**といつも思います。

これは医師としての使命とか、そういうカッコイイものではなく、単純に、目の前で苦しんでいる方がいると、どうにかしてその苦痛から解放してあげたいと思うのです。見ているこちらまで、つらくなってしまうから。

だからあなたが、一縷《いちる》の望みを託してこの本を手にとってくださったのだとすれば、一刻も早くあなたの腰痛をラクにする力になりたい。そう思います。

この本で紹介する「酸素たっぷり呼吸法」は、私がクリニックの患者さんに勧めている治療法の1つです。私のクリニックには、整形外科で投薬や手術をしても治らず、整体や鍼灸、マッサージ、ペインクリニックなど、ありとあらゆる腰痛治療を試しても良くならなかった患者さんがやってきます。いわゆる重度の腰痛患者さんです。

そんなみなさんの中には、**「酸素たっぷり呼吸法」をはじめると、ウソのように腰痛が消えてしまう**方がいます。効果が現れにくい方でも、9割の患者さんが3カ月ほどで改善のきざしが見られます。

どうして呼吸をするだけで痛みが消えてしまうのか、にわかに信じがたいかもしれませんが、この本ではその医学的エビデンスも順を追って紹介していくことにしましょう。

なぜ整形外科では「腰痛」を治せないのか?

現在、日本では2800万人の方が腰痛に悩んでいるといわれています。なかでも、長引く腰痛に苦しんでいる方は年々増加しており、およそ半数の方が「慢性腰痛」と推定されています。痛みが3カ月以上続く腰痛を「慢性腰痛」といいます。

なぜ、こんなにたくさん腰痛に苦しんでいる方がいるのに、病院は腰痛を治せないのでしょうか。

その理由は単純。**整形外科では、腰痛の85%の原因はわからない**からです。

整形外科に行かれた方は、医師に症状を聞かれ、腰を反《そ》らしたり脚を上げたりといった簡単な検査をし、レントゲンなどで腰の画像を撮られたかと思います。そして、骨の変形やズレ、ヘルニアなどによって痛みが生じていると説明を受けたはずです。その結果、「脊柱管狭窄症《せきちゅうかんきょうさくしょう》」「腰椎《ようつい》すべり症」「椎間板《ついかんばん》ヘルニア」などの診断名をつけられます。

「椎間板ヘルニアで痛みが起きる」とは、いかにももっともそうな原因ですが、じつは健康な人の76％には椎間板ヘルニアがあるという研究結果があります。

つまり、椎間板ヘルニアがあろうがなかろうが、痛い人は痛く、痛くない人はまったく痛くないのです。

脊柱管狭窄症についても同様で、40歳を過ぎると誰でも多かれ少なかれ腰椎（背骨の腰の骨）が変形したり老化したりし、画像上は脊柱管が狭くなり、神経が圧迫されていきます。にもかかわらず、痛い人と痛くない人がいる。これが事実なのです。

つまり整形外科では、**レントゲンやＭＲＩの画像によって診断名をつけることはできますが、それが痛みの本当の原因であるか否かはわからない**のです。

原因がわからないため、クスリを飲んだり注射をしても腰痛は治らず、手術をしても痛みやしびれが残るといったことが多発してしまいます。

腰痛の方はみな、脳が酸素不足になっている

それでは、腰痛の本当の原因は何なのでしょうか？

その答えは、最新医学では「脳」にあると考えられています。

そもそも痛みは、腰ではなく、脳が感じるものです。

慢性腰痛の方の多くは、腰はどこも悪くないのに、あるいはとっくに治っているのに、**脳が誤作動を起こして「痛い！」と勘違いしている可能性が非常に高い**のです。

「そんなバカな！」と信じがたいかもしれません。

しかし現在、世界でもっとも効果が高いとされる慢性腰痛の治療法は、患部ではなく、脳や心理面にアプローチしていく方法です。

痛み治療の最先端をいくアメリカのノースウエスタン大学では、慢性腰痛の人と健康な人の、脳の血流量を調べる研究がされました。

すると、慢性腰痛の人は健康な人に比べて、脳の血流量が少ないことがわかったのです。

脳の血流が少ないということは、血液に乗って届けられる酸素量が少ないことを意味します。

脳には扁桃体《へんとうたい》など「痛みを感じる部位（感情脳）」と、DLPFC（背外側前頭《はいがいそくぜんとう》前皮質《ぜんひしつ》）など「痛みを鎮《しず》める部位（理性脳）」があるのですが、**慢性腰痛の人は、この理性脳の活動が衰えている**ことがわかっています。

脳にたっぷりと酸素が行き届かず、感情脳が「痛い痛い！」と暴走しているとも考えられるでしょう。

「酸素たっぷり呼吸法」で、脳の機能が正常化する！

慢性腰痛の方は、日々のストレスや痛みへの不安、恐怖によって、日常的に呼吸が浅くなっています。

呼吸が浅くなると、自律神経が乱れてしまいます。自律神経は全身の血管に沿って走り、血液の流れを司っている神経です。

自律神経が乱れてしまうと、全身にたっぷり血液を送り届けることができなくなり、その結果、細胞は酸欠状態になってしまいます。


なかでも、**脳は全身の酸素消費量の約20%を利用しています。浅い呼吸によって体内に取り込む酸素量が減ると、すぐに悪影響を及ぼしてしまう**のです。

「酸素たっぷり呼吸法」は横隔膜を上下に動かす、深い呼吸法です。

横隔膜の周囲には自律神経が集中しているため、呼吸をするだけで自律神経のバランスを整えることができます。

すると、血流量がアップし、脳の酸欠状態を解消することができます。

その結果、感情脳と理性脳の働きが正常に戻り、長年苦しんできた腰痛を消していくことができるのです。

脳疲労が改善して、痛みへの不安がなくなる！

また、「酸素たっぷり呼吸法」には、日常的な脳疲労を改善する効果もあります。

脳で使われる酸素の大半は、デフォルト・モード・ネットワーク（DMN）という脳回路に使われています。

じつに60〜80％の酸素は、DMNのために使われているといわれています。DMNとは簡単にいうと、脳が意識的に活動していないとき、つまり何もせずぼんやりしているときに働く回路です。

何もしていないといっても、私たちは常に何かを考え、感じ、反応しています。そのための機能が、もっとも酸素を消費し、脳を疲れさせているのです。

たしかに特に何もしなかった日でも、悩みを抱えていて考えが堂々めぐりするようなときは、どっと疲れを感じてしまいますよね。

特に慢性腰痛の方は常にストレスにさらされ、何もしていなくても、脳には痛みへの不安や恐怖がこびりついています。そのため、ＤＭＮに過剰に酸素が消費されて、慢性的に脳が酸素不足になっている恐れがあります。

ＤＭＮの酸素消費を減らすのにも「酸素たっぷり呼吸法」は役立ちます。「酸素たっぷり呼吸法」なら、取り込む酸素量を増やすと同時に、「呼吸に集中する」ことができます。１つのことに集中すると、雑念が消えて、ＤＭＮの働きを抑えることができます。すると、脳の酸素量を無駄に消費することが少なくなるのです。

また、呼吸の際、一時的にでも腰痛から意識をそらすことによって、しだいに痛みを客観視できるようになり、痛みへの不安が軽減されていきます。

すると日常的にもゆっくりと深く呼吸ができるようになり、ストレスが解消され、自律神経が整い、血流がアップし、脳の機能が正常化し、腰痛が改善するという「正のスパイラル」が生まれてくるのです。

私の痛みの原因も「脳へのストレス」にあった

かくいう私も、長い間、原因不明の痛みに苦しめられた一人です。私の場合は腰痛ではなく、首から肩にかけて痛みを抱えていました。

当時私は、慶應義塾大学理工学部の学生でした。大学で研究に没頭するようになったころから、肩が激しく痛み出し、ひどいときにはあまりの痛みで嘔吐してしまうこともありました。

整形外科でレントゲンを撮ってもらいましたが原因はわからず、「大丈夫です」と気休めの言葉をもらうものの、激痛に苦しむ毎日は大丈夫でも何でもありません。

お決まり通り、整体やカイロプラクティック、鍼灸、マッサージ、ペインクリニックと、さまざまな治療を試みましたが、一向に痛みはとれません。

当時は機械工学科に在籍していたため、体の構造をメカニカルに分析し、医学部の図書館に通って自分なりに痛みを消す方法を模索しました。しかし結局、素人には解明できず、あいかわらず痛みは続いていました。

「もう、医者になるしかない」

何を思ったのか、私はそう結論づけて、医学部に入りなおしました。

いま思うと、当時の私は、何者かにならなければという将来の不安と、両親の期待に応えたいというプレッシャー、優秀な学生たちに交じって研究に勤《いそ》しむ日々に大きなストレスを感じていたのだと思います。それが、私の脳や体を酸素不足にし、ひどい痛みとなって現れていたのだと思います。

医学部に入り、さらに医者になってからも、痛みのメカニズムを学び続けました。その過程で「脳が原因だった」と知り、心が安心感に包まれたのか、それだけで痛みは少しずつやわらいでいきました。

そして、ゆっくり深く呼吸して、自律神経を整えるクセをつけていったら、あれだけ苦しめられていた痛みはどこかに消えていってしまいました。

私と同じように、解決できない体の痛みに苦しんでいる人の力になりたい。文字通り痛みを知っている人間だけに、痛みに苦しんでいる人の役に立てるのではないか。こうして私は、「痛み専門医」になる決意をしたのです。

医師になってからは、アメリカでも最新の治療法を学び、数々の腰痛患者さんを診療してきました。その経験と知識をもとに考案したのが「酸素たっぷり呼吸法」です。

「酸素たっぷり呼吸法」は、腰痛をピンポイントで改善する方法ではなく、あなたの脳や体を本来の健康的な状態に蘇《よみがえ》らせるメソッドです。

即座に効果が感じられなくても、必ず腰痛はラクになっていきます。

それればかりか、**脳や体の酸欠状態が解消されることで、疲労回復はもちろん、さまざまな不調や病気の改善効果も期待できる**でしょう。

あなたが「酸素たっぷり呼吸法」を生活に取り入れて、腰痛に悩まない元気な体を取り戻すことを切に願っています。

目次

第2章　なぜ、「酸素たっぷり呼吸法」で腰痛がラクになるのか？

第3章　呼吸を変えれば、脳と体がよみがえる！

第４章 「今、ここ」に集中する呼吸で、痛みはどこかに消えていく

第5章 【体験談】「酸素たっぷり呼吸法」で腰痛がラクになりました！

第6章「酸素たっぷり呼吸法」で、こんな痛みや不調も改善する！

第1章

腰痛がラクになる！
「酸素たっぷり呼吸法」のやり方

即行チェック！

あなたは深い呼吸ができている？

「酸素たっぷり呼吸法」のやり方をご紹介する前に、あなたのふだんの呼吸の状態をチェックしておきましょう。ここからのチェックポイントに該当する方は、ふだんの呼吸が浅くなり、充分に酸素を取り込めていない恐れがあります。要チェック！

チェックポイント①
1分間の呼吸の回数を調べよう

リラックスして椅子に座り、いつもどおりに呼吸して、1分間に何回呼吸をしているか数えてみましょう。成人が安静時にする呼吸の正常範囲は、1分間に12回～20回です。20回以上呼吸をしていた場合、あなたの呼吸は浅く速いものになっています。

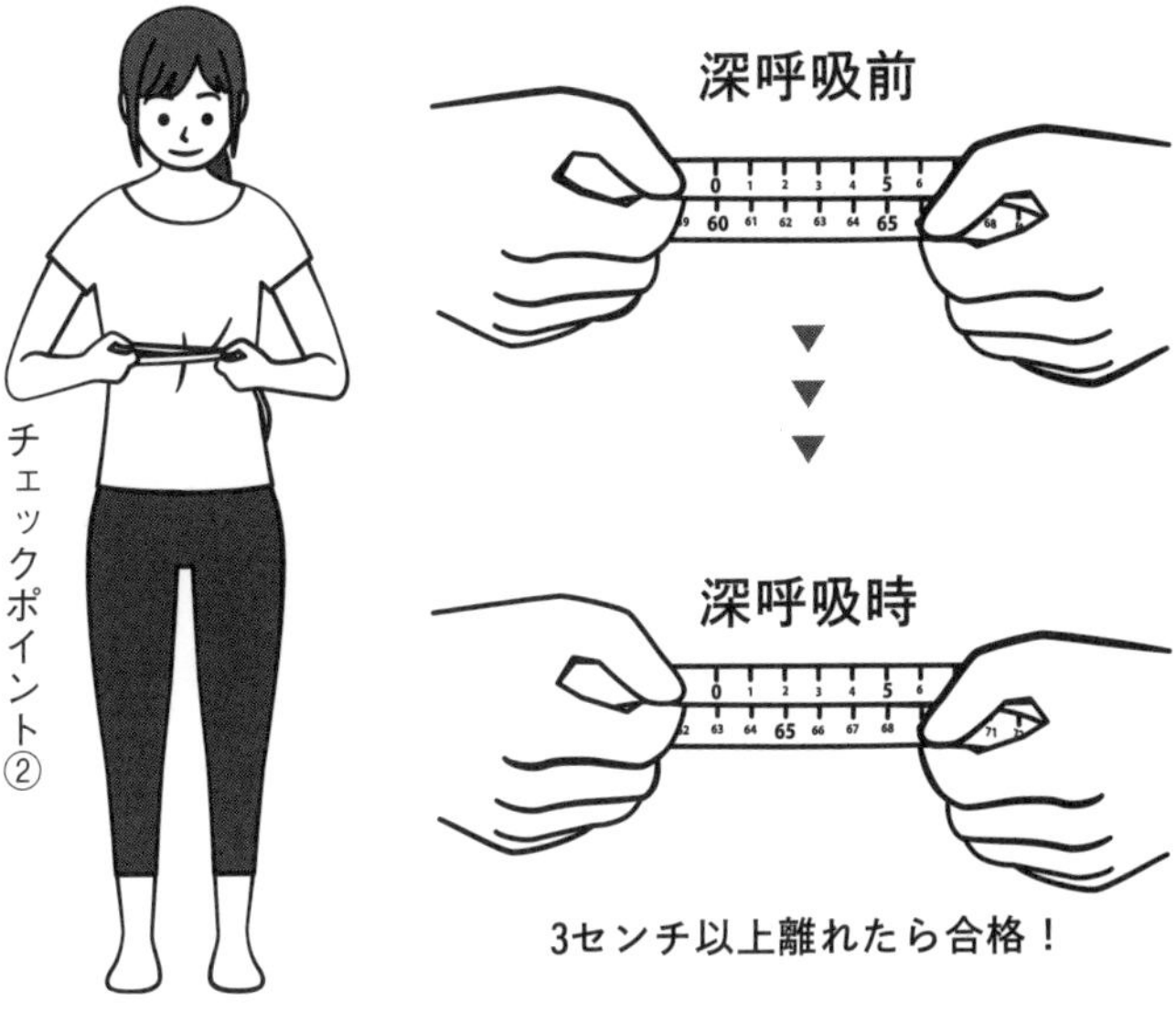

3センチ以上離れたら合格！

チェックポイント②
肺にたくさん空気が入るか調べよう

次に、肺の中にしっかり酸素が送られているかチェックしてみましょう。まず、メジャー（巻き尺）を用意してください。起立して、メジャーを胴体のみぞおち（アンダーバスト）に、ぐるりと1周、スキマができないように巻きつけます。そして、大きく深呼吸してください。このとき、メジャーが示している数値が3センチ以上離れたら合格です。肺の中にしっかり酸素が届けられています。

チェックポイント③
呼吸が浅くなる習慣がないか確認しよう

次の項目で2つ以上当てはまる方は、浅い呼吸になっている可能性があります。

□猫背をしている　□大きな声を出しづらい　□不安になりやすい
□ぐっすり眠れない　□疲れやすい　□冷え症がある
□便秘気味　□口呼吸をしている　□痛いときは安静にする
□過去の後悔が多い

チェックポイント①〜③のどれかに該当した方は、呼吸が浅くなっています。
それが原因で腰痛が長引いている可能性も！
次ページから紹介する「酸素たっぷり呼吸法」を実践してみてください！

腰痛がラクになる！「酸素たっぷり呼吸法」のやり方

①基本の姿勢をとる

・椅子に座る（背筋は軽く伸ばす。背もたれがある場合は寄りかからない）
・両手で左右の腰を軽くつかむ（親指は腰側に）
・目は閉じる

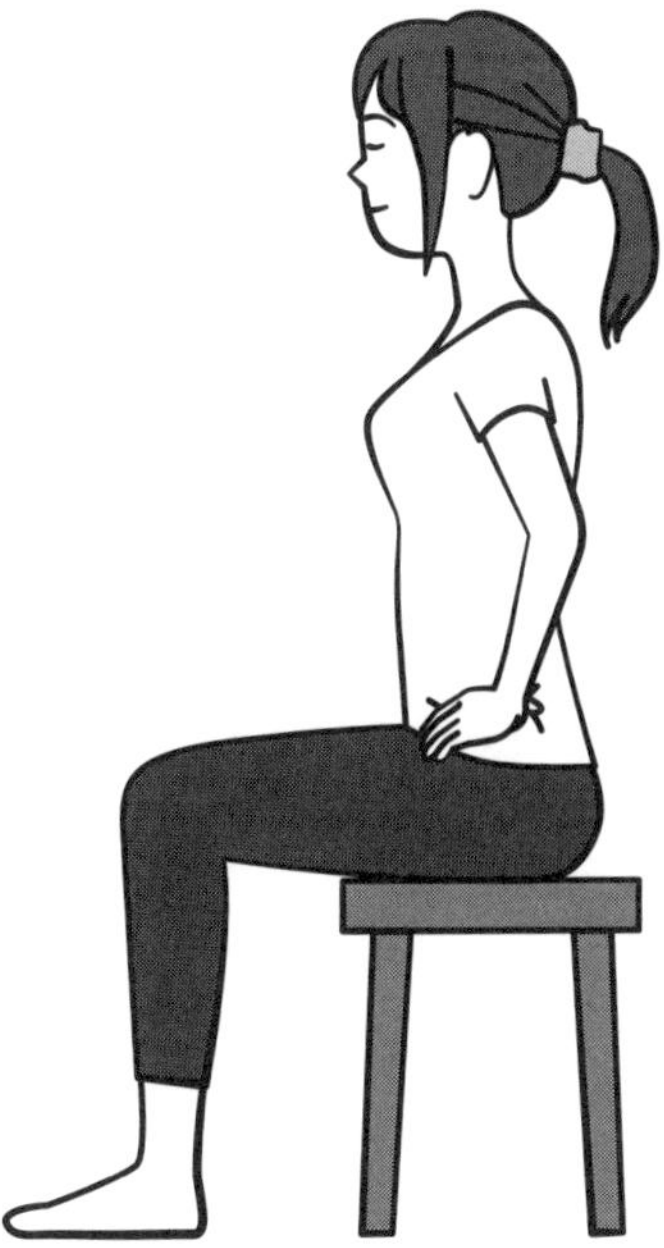

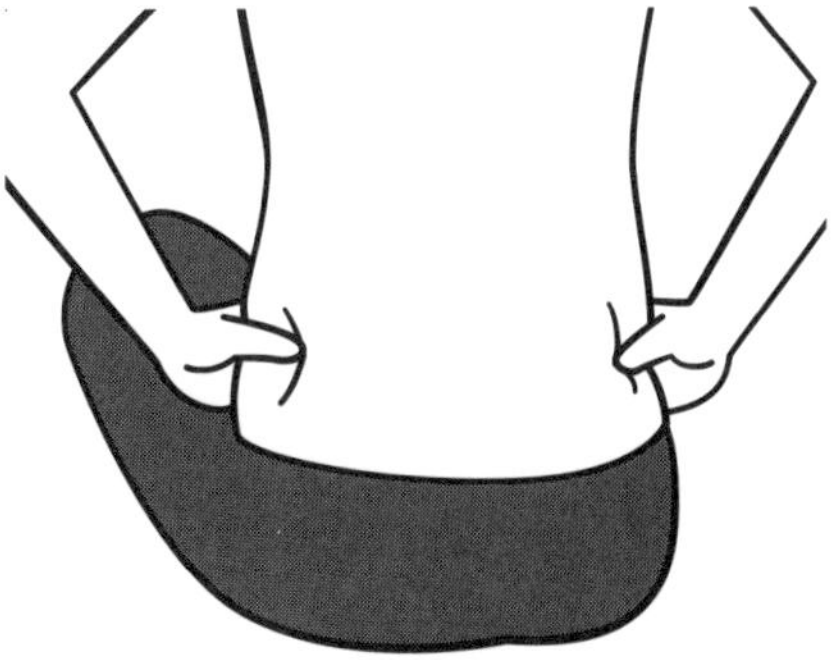

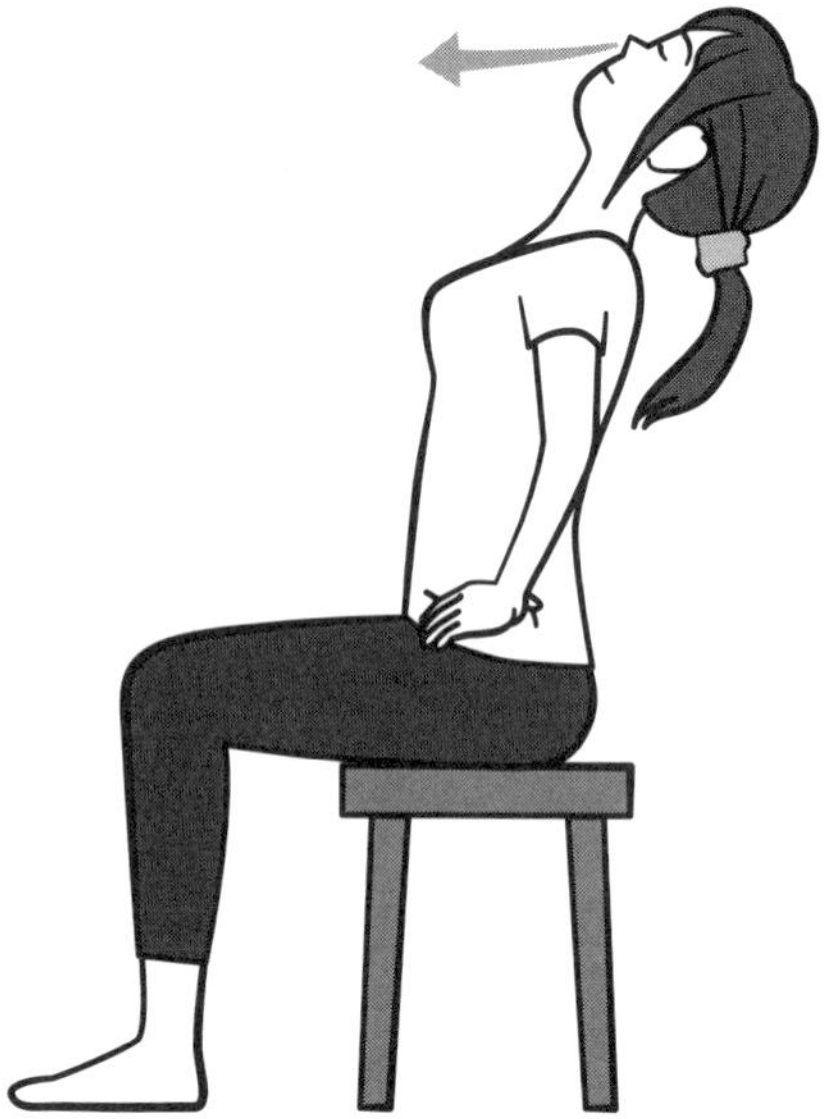

②8秒、鼻から吐く

・鼻から、息をゆっくり吐きだす
・体を少しだけ反らしながら、両手の親指に力を入れる（腰をマッサージするように）
・目は閉じたまま

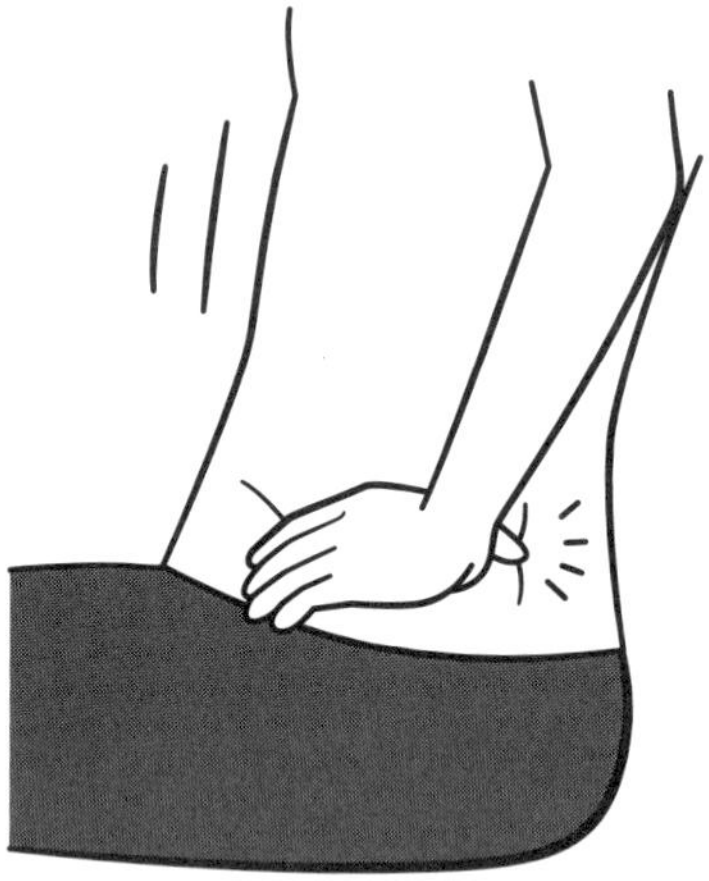

CHECK!

1日5分でいいので、毎日続けることが大切
「1」「2」「3」「4」…と秒数を数えながら呼吸する

CHECK!

効果を最大化させるコツを次ページより紹介！ 脳と全身を新鮮な酸素で満たして、 腰痛を遠ざけよう！

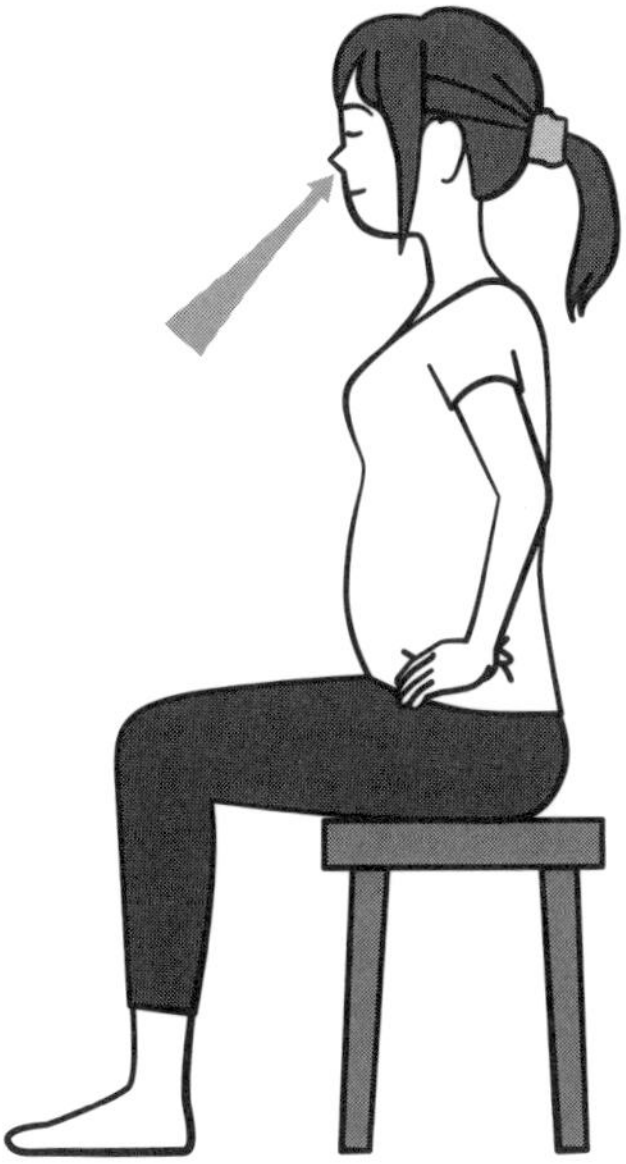

③4秒、鼻から吸う

・鼻から、ゆっくり息を吸い込む
・体をもとに戻しながら、両手の親指の力をゆるめる（お腹と腰が酸素でふくらむイメージで）
・目は閉じたまま
・②、③を5分くりかえす

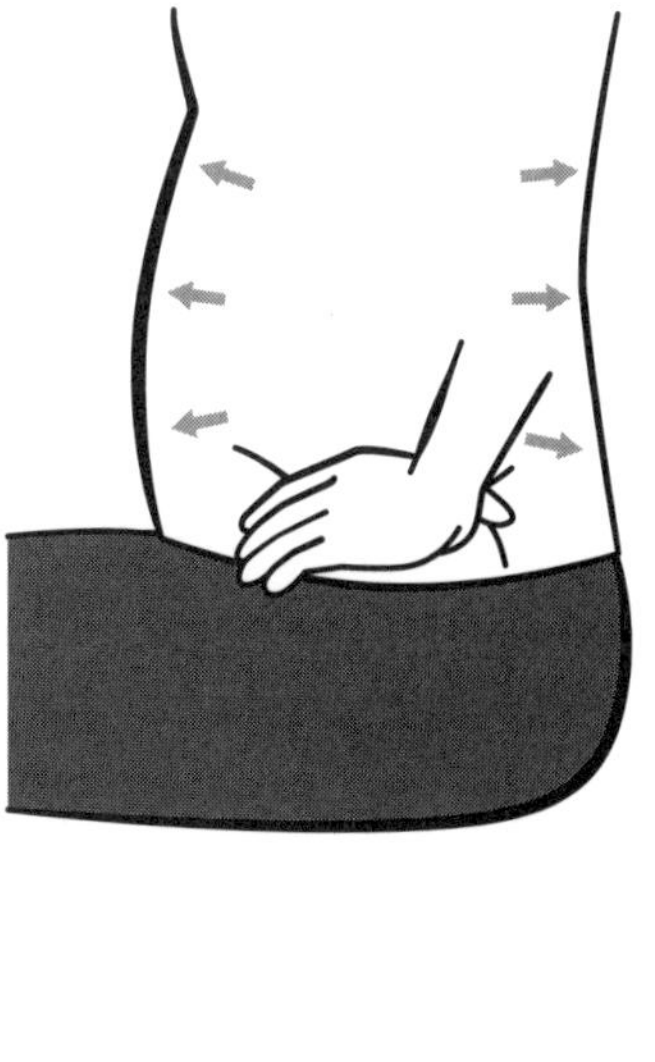

効果を高めるコツ① 「酸素たっぷり呼吸法」は「胸式＋腹式」の呼吸法

「酸素たっぷり呼吸法」は、ゆっくり深く呼吸することで、たくさんの酸素を肺に取り込み、脳の酸素不足を補うための呼吸法です。

呼吸というと、胸がふくらむ「胸式《きょうしき》呼吸」なのか、お腹がふくらむ「腹式《ふくしき》呼吸」なのか気になる方がいるかと思います。

ですが、医学的にはこれらを分けて考えるのはあまり意味がありません。そもそも呼吸は、胸とお腹を同時に使って行うものだからです。

肺は自らふくらんだり、しぼんだりすることができません。人間は、胸とお腹の境目にある「横隔膜《おうかくまく》」を動かすことで呼吸しています。

肺は横隔膜とつながっているため、横隔膜が大きく動くほど、肺も大きく収縮できることになります。

つまり、**深い呼吸とは、横隔膜を上下に大きく動かす呼吸**といえます。横隔膜は息を吸ったときお腹のほうへ下がり、息を吐いたとき肺のほうに上がります。この動きが大きいほど、酸素をたっぷり肺に取り込めます。

息を吸い、横隔膜が下がると、内臓も連動して下がり、骨盤部分で吸収されます。骨盤部分で吸収されなかった内臓がお腹をふくらませることになります。そのため、内臓と骨格の兼ね合いによってお腹がふくらみやすい人がいれば、ほとんどふくらまない人もいます。女性は骨格的にお腹がふくらみづらいといえます。

また、骨格には個人差があるため、無理に腹式呼吸を意識して、お腹をふくらませる必要はありません。

何より大切なのは、肺にしっかりと酸素を送り届けることです。呼吸が浅くなっている人は、横隔膜がほとんど動かず、その結果、肺が大きく収縮せず、充分に酸素を取り込めていません。肺からお腹にかけて、上半身全体で呼吸するイメージをもちましょう。

「酸素たっぷり呼吸法」は、上半身全体で呼吸する「胸式＋腹式」呼吸法といえます。

効果を高めるコツ② 頭の中で肺を大きくイメージしてみよう

ここでみなさん、ご自身の肺がどこにあるかイメージしてみてください。きっとほとんどの方が、胸の中に収まっている程度の大きさを想像したのではないでしょうか。

実際それは正しいのですが、呼吸をする際にそのイメージをもっていると、どうしても肩で息をする浅い呼吸になってしまいがちです。

そこでオススメなのが、肺の大きさを実際よりも大きくイメージすることです。**胸からお腹、そして背中にかけて、自分の肺が上半身全体に収まっているイメージをもってみましょう。**

そのイメージのまま、ゆっくり深呼吸してみてください。すると、上半身全体がふくらみ、しぼんでいく感覚を得られないでしょうか。

これこそ、私が提唱する、上半身全体で呼吸する「酸素たっぷり呼吸法」です。

イメージの力は侮《あなど》れません。肺を大きくイメージすることによって、横隔膜の上下動が大きくなります。すると、実際の肺もイメージに近づき、大きく収縮させることができるのです。

効果を高めるコツ③　呼吸にラベリングして、意識の拠り所にしよう

「酸素たっぷり呼吸法」をする際は、**吐き出すとき、吸い込むとき共に、その秒数を頭の中で数えるようにしましょう。**ここで重要なのは、時間の正確さではありません。

本書では吐き出す時間を8秒、吸い込む時間を4秒としていますが、多少実際の秒数が前後しても問題ありません。重要なのは、「数えること」なのです。

呼吸の秒数を数えていると、いやでも意識が呼吸に集中します。呼吸に集中するということは、それ以外の考え、感覚から意識が離れることを意味しています。手も腰に当ててはいますが、呼吸に集中しましょう。

腰痛の患者さんは、常に「痛み」が意識の片隅にあります。脳は習慣化を好む

クセがあり、「痛い」という感覚が継続すると、それが習慣化し、いつまでたっても脳は「痛い」と思い込んでしまう傾向があるのです。

そこで**1日5分、「酸素たっぷり呼吸法」をして、呼吸に集中する時間を設ければ、脳はそのひとときを、「痛み」を忘れることができます。**また、脳には「可塑《かそ》性《せい》」といって、絶えず自らを変化させていく性質があります。

つまり「酸素たっぷり呼吸法」を継続していけば、「呼吸に集中すること」が脳の習慣になり、スタンダードになっていくのです。

「1」「2」「3」「4」「5」……と呼吸をラベリングしていきましょう。しだいに脳から「痛い」という感覚が薄れていきます。

効果を高めるコツ④　慣れてきたらボディスキャンに挑戦しよう

①〜③のやり方に慣れてきたら、呼吸するときの意識を次のように変えてみましょう。このときは、秒数を数えるのをお休みし、手は腰から離しておきます。

(1)両足が床に触れている感覚に意識を向ける。
(2)鼻を通っていく空気、肺やお腹をふくらませる空気、鼻から出ていく空気、そのときの温度の違いや呼吸と呼吸の切れ目など、呼吸にかかわる全般に意識を向ける。
(3)意識を左足のつま先に下げる。足が靴下や床に触れる感じ、隣の指に触れる感じなど、つま先のさまざまな感覚に注意を向ける。
(4)つま先を「スキャン」する（息を吸うときは、鼻から入って、体の中を通って、左足のつま先に吹き込まれるイメージ。息を吐くときは、左足のつま先にある空気が、体の中を通って、鼻から出ていくイメージで呼吸する）

(5)右足、左手、右手、も同じように「スキャン」する

(6)最後に、痛みのある腰を「スキャン」する

このように、**体の各パーツとマンツーマンで対話するように呼吸をしてみてください。**

私たちはふだんの生活で、自分の体の細部に意識を向けることがほとんどありません。この方法で体を「スキャン」していくと、「おっ、今日は少し温まっている」「ちょっとだるいな」といったように、体のささいな変化に気づけるようになります。

そして最後は、**痛みが出ている腰を「スキャン」します。**慢性腰痛の方は、痛

いのが当たり前になっているため、「痛み＝自分そのもの」になっています。

しかし、毎日この方法で、腰を「スキャン」していると、痛みを他人のように客観的に観察できるようになります。

この「客観視」が、腰痛を治すのには非常に有効です。腰痛を、自分の中の得体の知れないものと捉えていると、不安や恐怖、ストレスによって、脳の痛みを鎮《しず》める働きが衰えてしまいます。

しかし、**痛みを客観視できるようになると、痛みは自分のコントロール下に置かれるため、余計なストレスがかかりません。するとそれだけで、痛みがやわらいでいく人もいます。**

ボディスキャンはすぐに行うのは難しいですが、「酸素たっぷり呼吸法」で呼吸に集中することに慣れてきたら、今度は体に意識を向けるようにしていきましょう。

1日5分の「酸素たっぷり呼吸法」を毎日の習慣に！

「酸素たっぷり呼吸法」は毎日の習慣にすることが大切です。

1日5分、できれば同じ時間、同じ場所で行うのが望ましいです。同じ時間に行うと、その日の痛みや気分、体調などの変化を感じとることができます。すると、腰痛を客観視しやすくなります。

服装は体をしめつけないゆったりしたものがよいでしょう。タイトな服を着て呼吸すると、充分に酸素を取り込めない可能性があります。締め付けの強い下着も外して、リラックスして呼吸しましょう。

痛みが出るなど、座ったまま呼吸するのが難しい方は、立って行っていただいても構いません。やり方は座ってする方法と同様です。体の力を抜いて、猫背にならないように気をつけて呼吸しましょう。

「酸素たっぷり呼吸法」を毎日の習慣にすれば、日常の呼吸も自然とゆっくりした深い呼吸になっていきます。繰り返しますが、脳は習慣化を好むため、継続していると、ふだんの呼吸も「酸素たっぷり呼吸法」のようにゆっくり深い呼吸に変わっていきます。

そうすれば、あなたを長年苦しめてきた腰痛から解放される日は、もう目の前です。

さて、次章からは、なぜ呼吸によって腰痛を治すことができるのかを、さまざまな角度から考察していきます。「酸素たっぷり呼吸法」を行うと、こんなにいいことがあるんだとわかれば、さらに継続のモチベーションが上がるでしょう。

ぜひ、ゆっくりと深い呼吸を意識して、本書を読み進めていただければと思います。

第2章

なぜ、「酸素たっぷり呼吸法」で腰痛がラクになるのか？

病院が腰痛を治せない理由を知っていますか？

慢性腰痛は外科的アプローチでは治せない

現代医療は日々進化を続けています。新しい薬や治療法が次々と生まれて、それまで治せなかった病気が治るようになった事例は枚挙にいとまがありません。にもかかわらず、なぜ「腰痛」は治せないのでしょうか。

腰痛なんて、しごく単純な発症メカニズムに思えますよね。腰の組織（骨、筋肉や椎間板《ついかんばん》）での炎症や、神経が圧迫されて痛みが出ているだけ。だったら、その対処をしてやればいい。

実際、腰痛治療で処方される薬は、「鎮痛薬（痛みを抑える薬）」「血管拡張薬（血行を良くする薬）」「抗炎症薬（炎症を抑える薬）」などです。

しかし、これらを服用して一時的に炎症や痛みを抑えても、「神経が圧迫」されたままであれば、根本的な治療にならない。そのロジックで今度は、手術によって神経の圧迫を取り除こうとします。

実際、脊柱管狭窄症《せきちゅうかんきょうさくしょう》などの手術は、すべて神経の圧迫を取り除くための手術です。手術の結果、痛みの原因を取り除いたのだから、もう痛みが起こるのはおかしい。でも、なぜか、また痛くなってしまう……。

この厳然たる事実は、慢性腰痛が外科的アプローチだけで治せるほど「単純なものではない」ことを示しています。そしてほとんどの臨床医《りんしょうい》は、そのことを知っています。しかし、投薬や注射、手術をするしかないのは、それしか治療の「持ち手」がないからなのです。

手術すべき腰痛とそうではない腰痛の見分け方

もちろん、すべての外科的治療を否定するわけではありません。腰にひどい痛みや、脚に強いしびれがある場合は、まずは整形外科を受診してください。

特に、排尿や排便障害がある場合は、神経が強く圧迫されて起こる緊急性の高い腰痛だと考えられます。そのほかにも、悪性腫瘍《あくせいしゅよう》や腹部大動脈瘤《ふくぶだいどうみゃくりゅう》などが原因で発症する腰痛もあります。

命にかかわるような腰痛かどうか確かめるためにも、病院でしっかり診察してもらい、必要であればしかるべき外科的治療を受ける必要があります。

しかし、それ以外の慢性腰痛は「脳の不調」を疑ってみる必要が大いにあります。慢性腰痛とは3カ月以上痛みが続いている腰痛のことです。痛みの原因がわからなかったり、病院で治療を続けているのに治らなかったり、手術をしたのに痛みがぶり返してきた方は、すでに腰は治っているのに、「脳の不調」によって痛みが長引いている可能性があるのです。

また、「ぎっくり腰」などの「急性腰痛」は、関節や筋肉などの体の組織が軽度損傷して起こると考えられていますが、通常は1週間程度で治ります。

若い方に多い「椎間板ヘルニア」も、通常3カ月程度で自然治癒していきます。白血球の1種であるマクロファージがヘルニア（＝椎間板が出っ張った部分）を食べてくれるため、時間経過とともにヘルニアはなくなってしまうからです。

このように、**基本的にほとんどの腰痛は、ほうっておけば改善するもの**なのです。

健康な人の76パーセントに椎間板ヘルニアがある

慢性腰痛が「組織の損傷」「神経の圧迫」によって起こっていることを否定する、次のような研究結果があります。

「痛みのない人の85パーセントに椎間板の異常がある」「痛みのない人の76パーセントに椎間板ヘルニアがある」

これは、国際腰椎《ようつい》学会という腰痛研究の世界では権威のある学会で、最優秀論文賞を受賞したスイスの医学論文の内容です。

その後も同様の研究は相次ぎ、アメリカでは「腰痛のない20～80歳の人たちの画像診断をしたところ、34～93パーセントの人に椎間板の変性があった」という論文が発表され、日本でも２０１４年に、「一般住民の画像診断をしたところ、50歳以上の90パーセント超に椎間板の変性があった」という論文が発表されました。

ちなみに、50歳未満でも男性の71パーセント、女性の77パーセントに椎間板の変性が認められたのです。

このことが何を意味するのかというと、椎間板ヘルニアがあろうがなかろうが、痛い人は痛く、痛くない人は痛くない、ということです。

フィンランドの研究にいたっては、「腰痛と椎間板の変性に因果関係はない」と結論づけています。

すでに世界的潮流として、画像診断によってわかる「腰の状態」と「痛み」には関係がないことが、腰痛治療の常識として広がっています。

「脊柱管狭窄症もどき」の人が増えている

日本整形外科学会の調査によると、脊柱管狭窄症の国内の患者数は約３５０万人と推定されています。60代では20人に１人、70代では10人に１人の方が発症するといわれています。

なぜ近年、脊柱管狭窄症の患者さんが急増したかというと、１つは高齢化が加速したことによります。脊柱管は加齢によって誰でも狭くなるものなので、ご高齢の方が増えるほど、比例して脊柱管狭窄症も増えます。

もう1つの理由は、ＭＲＩ（磁気共鳴断層撮影《じききょうめいだんそうさつえい》）検査が普及して脊柱管の狭窄を発見しやすくなったこと、診療のためのガイドラインが策定されたことが大きいでしょう。２０１１年に策定された『腰部脊柱管狭窄症診断ガイドライン』では、次の4つに当てはまる場合、脊柱管狭窄症と診断されます。

①お尻から下肢《かし》の痛みやしびれがある
②お尻から下肢の痛みやしびれは、立ちつづけたり歩きつづけたりすると出現あるいは悪化し、前かがみの姿勢や座った姿勢を取ると軽くなる
③歩くと悪化する症状は腰痛だけではない
④ＭＲＩ検査などの画像で、脊柱管や椎間孔《ついかんこう》が加齢変化によって狭くなっている状態が確認され、それが現れている症状や診察の結果と一致する

つまり、画像所見（④）で脊柱管が狭くなっていて、①～③の症状が見られた場合、「脊柱管狭窄症」と診断されるわけです。実際は、画像所見だけで診断されてしまうことも少なくありません。

この診断基準は、①～③の症状が本当に「脊柱管の狭窄」によって引き起こされているのかどうか、確かめる術がありません。加齢によって多かれ少なかれ、誰でも脊柱管が狭くなっているからです。

「脊柱管狭窄症」と診断されると、手術が必要だと考える方が多いかと思います。

しかし、**当の医師ですら、あなたの抱えた痛みが、脊柱管の狭窄によって生まれているものなのか、実は断言することができない**のです。なかには「脊柱管狭窄症もどき」の方もいると考えられます。

たとえば整形外科医に、「腰痛がない人」と「腰痛がある人」のＭＲＩ画像を見せたとしましょう。

もし画像診断が正確ならば、医師はどちらの人が腰痛をもっているか、すぐにわかるはずです。

しかし、すべての医師にとって判断することは難しいのです。もちろん私もです。

なぜなら、画像でわかる腰の状態と痛みに因果関係があるかどうかは、骨折、感染や悪性腫瘍の転移疑い、明らかに手術が必要な３パーセントの腰痛などを除いて、現代医学では判断のしようがないからです。

腰痛の人は、脳が誤作動を起こしている

痛みを感じているのは「腰」ではなく「脳」

ここまで、現代の腰痛治療の実態を批判するようなことを書き連ねてきましたが、私の目的はそこにはありません。薬を飲んで、注射をして、手術をして腰痛が治るならば、それに越したことはありませんし、そのような患者さんももちろんいらっしゃいます。

でも、みなさんがいちばんご存じかと思いますが、それでも治らない腰痛がたくさんある。そういった患者さんのために、まったく別の視点から腰痛が改善できることをお伝えしたいと思います。

私はペインマネジメントセンター（痛み治療の研究機関）などでの臨床や研究を通じて、腰痛を「心の不調（脳の不調）」と捉えるようになりました。

そもそも、**痛みを感じているのは「腰」ではなく「脳」です。**腰に受けたダメージは、神経を通って、脳に信号として届けられます。そのとき初めて私たちは痛みを感じます。

「幻肢痛《げんしつう》」という症状をご存じでしょうか。これは、事故や病気で手足を失ってしまった方が、存在しないはずの手足に痛みを感じる症状のことをいいます。発症の割合は、50~80パーセントと高く、長期化することも少なくありません。

なぜ、存在しないのに痛いのか？　このことはまさに、「痛み」とは脳が感じている感覚であり、脳は存在しない手足に痛みを感じてしまうほど、誤作動を起こしやすいことを物語っています。

「感情脳」の暴走が、痛みを慢性化させている

さらに具体的に、痛みと脳の関係についてひも解いていきましょう。

腰の筋肉や骨が、何らかの理由でダメージを受けると、神経を通じて脳に異常が伝えられます。

すると、**脳では痛みを感知するさまざまな部位が興奮して、「痛みの伝達回路」が生み出されます。その最終到達点の1つが「扁桃体《へんとうたい》」という部位です。**

扁桃体は、恐怖の対象から自らを守るときに活動が活発になる本能的な脳で、腰に異常が発生したときは、私たちに「痛い！」という注意信号を送ってくるわけです。つまり私たちは、**扁桃体が「痛い！」と本能的に興奮することによって、実際に痛みを感じている**ことになります。扁桃体は脳の中でもっとも原始的な部位で、数億年前の魚類にも存在していました。

心理的ストレスや不安、恐怖、苦しい、悲しいなどの感情も、この扁桃体が司っています。つまり、痛みも最終的に感情として認識されているのです。扁桃体は

「怖い！」「イヤだ！」といった感情を惹起《じゃっき》する部分なので、いわば「感情脳」といえます。

通常ならば、腰のダメージが治まると、感情脳の興奮は鎮まり、痛みが消えていきます。しかし、ストレスや不安、恐怖の感情が強ければ、感情脳の興奮は鎮まりません。すると、**すでに腰は治っていても、感情脳は相変わらず「痛い！」「怖い！」と興奮し続けて、いつまでたっても痛みがとれなくなってしまう**のです。

慢性腰痛の患者さんに、うつ症状が併発しやすいのは、感情脳が暴走しているからだと考えられています。

脳の「ＤＬＰＦＣ」が、感情脳の暴走を鎮める

２０１１年、カナダのマギル大学の研究チームが非常に興味深い研究結果を発表しました。腰痛に悩む患者さん18人の脳を、半年以上にわたって徹底的に調べた結果、脳の「ＤＬＰＦＣ（背外側前頭前皮質《はいがいそくぜんとうぜんひしつ》）」という部位の体積が、健康な人に比べて極端に減り、活動が衰えていることがわかったのです。**痛みが長引いている人ほど、ＤＬＰＦＣの体積が小さくなっていました。**

ＤＬＰＦＣは前頭葉にあり、合理的に物事を考えたり、情動を抑制するなど、人間の理性的な行動を司る部位です。いわば「理性脳」といえます。

ＤＬＰＦＣには、扁桃体などの「感情脳」の興奮を鎮めて、「痛い！」という感覚をなくす役割があります。そのため、ＤＬＰＦＣの活動が衰えてしまうと、「鎮まれ！」という指令が出にくくなり、感情脳の暴走が続いてしまうと考えられるのです。

つまり、慢性腰痛の患者さんは、感情脳の過剰な暴走を理性脳が押さえつけることができなくなり、その結果、腰痛の発端となった原因は解消されているのに、「腰が痛い」状態が続いているともいえます。

いわば、脳が作り出した「幻の痛み」に苦しめられているのです。

酸素不足を解消すれば、脳の暴走が鎮まる

脳の「酸素不足」が感情脳を暴走させる一因

では、どうすれば誤作動を起こしてしまった脳を正常に戻すことができるのでしょうか。

ストレスや不安、恐怖が、感情脳の暴走を誘発させるとはいえ、これらの感情自体、脳によってもたらされるもののため、私たちは自由にコントロールすることができません。「ストレスを消そう！」「不安や恐怖をもたないようにしよう！」と思ったところで、感じてしまうのが人間です。

しかし、解決のためのヒントが、アメリカのノースウエスタン大学の研究から見えてきます。その研究は、慢性腰痛の人と健康な人の、脳の血流量を調べたものでした。すると、**慢性腰痛の人は健康な人に比べて、脳の血流が全体にわたっ**

て少なくなっていることが判明したのです。

このことは、感情脳や理性脳を正常化させるためには、脳にたっぷり血流を送り届ける必要があることを示しています。

血液には、肺から吸収された酸素を全身に送り届ける役割があります。脳の血流が少ないということは、充分な酸素が脳に供給できていないということです。脳は全身の酸素供給量の20パーセントを必要としています。そのため、**脳は血流不足、すなわち酸素不足の影響を受けやすい**と考えられます。

つまり、脳にたっぷり酸素を与えてあげれば、脳の機能が回復して、幻の痛みを消し去ることができても不思議ではないのです。

「酸素たっぷり呼吸法」で感情脳をクールダウンさせよう

脳の血流量が減り、酸素不足に陥っている慢性腰痛の方は、呼吸によって充分な酸素が取り込めていない可能性があります。

ストレスや不安、恐怖といった感情をもっていると、自律神経が乱れて、知らず知らずのうちに浅い呼吸になってしまいます。その結果、酸素が不足してしまうのです。

「酸素たっぷり呼吸法」でゆっくり深く呼吸をすれば、肺に送られる酸素量が増えます。

肺に送られた酸素は血液に溶け込み、心臓へと送られます。そして、心臓から動脈を通って、脳、肝臓や腎臓などの重要な臓器、さらに全身に張り巡らされた毛細血管を経由して、体のすみずみまで届けられていきます。

このように、酸素をたっぷり脳に届けるには、血液の流れをスムーズにしなければなりません。

呼吸は、血流量をアップさせる効果も期待できます。全身の毛細血管は地球2周半の長さがあるといわれていますが、すべての血管には自律神経が沿って走っています。

ゆっくり深く呼吸すると、横隔膜の周囲に集まった自律神経が刺激されて、全身の血流量がアップすることがわかっています。

つまり、**深く呼吸をするだけで、体内に取り込む酸素量と、その酸素を運ぶ血流量を、同時にアップさせることができる**のです。

脳の血流量がアップすれば、酸素不足により誤作動を起こしていた脳の機能が改善することが期待できます。

また、「酸素たっぷり呼吸法」によって自律神経のバランスを整えれば、心理的ストレスや不安、恐怖心といった感情を手放すことにも役立ちます。

ストレスや不安、恐怖心は、扁桃体などの感情脳を暴走させる一因です。

「酸素たっぷり呼吸法」は、血流アップの観点のみならず、メンタル面も安定させることで、慢性腰痛を改善するのに役立つのです。

「酸素たっぷり呼吸法」の瞑想効果で脳疲労が改善！

「酸素たっぷり呼吸法」で脳の構造まで変えられる！

呼吸のすごさは、これだけにとどまりません。

「マインドフルネス」という言葉をご存じの方も多いかと思います。もともと仏教の禅をルーツにする瞑想法ですが、脳の疲労回復やストレス軽減に役立つと、2000年代にアメリカで大ブームを起こしました。近年は日本にも逆輸入され、書籍やテレビなどでたびたび取り上げられています。

このマインドフルネスの代表的な実践法が呼吸法です。ちょっと乱暴ではありますが、マインドフルネスとは、「呼吸に集中することで脳を休める」方法と言ってもいいでしょう。医学の世界でもマインドフルネスは有効だとされ、さまざまな研究が進んでいます。

そのなかでも注目すべきは、**マインドフルネスによって扁桃体の灰白質《かいはくしつ》の密度が減り、扁桃体の働きが弱まる**ことです。

つまり、「呼吸に集中する」ことは、脳の構造そのものも変えてしまう力があるのです。

前述したように、扁桃体は「幻の痛み」を生み出す張本人です。その機能が弱まれば、感情脳の暴走が収まって、痛みを消すことにつながります。

「酸素たっぷり呼吸法」は、マインドフルネスの手法を取り入れたメソッドでもあります。呼吸をラベリングすることによって、呼吸に集中すれば、マインドフルネスと同様の瞑想効果を得られるでしょう。

「酸素たっぷり呼吸法」で脳疲労がすぐ消える！

さらに「酸素たっぷり呼吸法」は、脳全体の疲労を回復させる効果も期待できます。「はじめに」でも記しましたが、脳が消費する酸素（エネルギー）の60～80パーセントは、デフォルト・モード・ネットワーク（DMN）という脳回路に使われています。

DMNは、脳が意識的に活動していないときに働く「ベースライン活動」です。**反復思考や心配ごとが多い人は、DMNに脳の酸素が浪費されている**といえます。

「今日もまた腰が痛い」「どうして自分だけこんなに痛いのか」「いつまでこの痛みは続くのか」。慢性腰痛の方は、意識しなくても、常にこのような「痛み」にまつわる思念にとらわれています。そのため、健康な人よりもDMNでの酸素消費量が増え、脳全体が酸素不足になっているのです。

ここでも頼りになるのが「酸素たっぷり呼吸法」です。「呼吸に集中する」ことは、あれこれ頭に上ってくる雑念に執着しないことにつながります。雑念こそ、ＤＭＮの大好物です。

何か1つのことに集中すればするほど、ＤＭＮの酸素消費は抑えられます。腰痛の人でも、何か自分の好きなことに熱中しているときは、痛みがやわらぎませんか。その一因は、ＤＭＮの活動が抑えられているからなのです。

繰り返しますが、脳には「可塑性《かそせい》」、つまり自らを変化させていく性質があります。「酸素たっぷり呼吸法」を1日5分継続していくと、脳にとってはそれがデフォルトとなり、さまよわない心、疲れない脳が形づくられていくのです。

すると、ＤＭＮによる酸素消費が抑えられ、脳全体の酸素量が増えて、痛みにかかわる機能の改善が期待できます。

これらはすべて脳科学の研究で明らかにされている事実です。あとは実践するのみ。「酸素たっぷり呼吸法」があなたの脳をアップデートし、腰痛をスッキリ消し去ってくれることでしょう。

痛みを客観視するだけで、痛みは消えていく

「酸素たっぷり呼吸法」に慣れてきたら、ぜひボディスキャンを取り入れてみてください（44ページ参照）。腰をボディスキャンして、客観的に観察できるようになると、それだけで痛みがやわらぐ人がいます。

なかなか説明が難しいのですが、何かストレスを感じることがあったとき、そのまま悶々としているよりも、その内容を誰かに話したり、文章にしたりしたほうが、気持ちが晴れることがないでしょうか。

それと同じで、「正体不明の痛み」から「自分が観察している痛み」にすることによって、安心感が生まれて、それだけで痛みがやわらいでしまうのです。

実際の診療でも似たようなことは多いです。私は診療の際、できるかぎり長く患者さんのお話をお聞きします。痛みの症状だけではなく、ふだんの生活状況や、ストレスになっていること、お悩みごとや心配ごとなどを丁寧にうかがうようにしています。

すると不思議なもので、**自分が感じていたストレスを言葉にすると、その瞬間は腰痛が治ってしまう方がいます。**ストレスによって脳が誤作動を起こしていたのだとすれば、それを手放した（客観視した）ことによって、脳機能が回復したのだと考えられます。

あなたもぜひ、ボディスキャンを取り入れて、ご自身の「痛み」を客観的に観察してみてください。そして、その痛みの原因は何なのか、あなたを苦しめているストレスや不安は何なのか、言葉にしてみてください。

それだけで腰痛が消えていくことは、めずらしいことではありません。そして、それを習慣づけていくのです。

第3章

呼吸を変えれば、脳と体がよみがえる！

浅い呼吸が
自律神経のバランスを崩し、
脳の血流量を減らしている

『鬼滅の刃』の全集中の呼吸は医学的に正しい⁉

みなさんは腰痛に悩まされると同時に、ふだんの生活で「だるさ」や「疲れ」を感じることが増えていませんか。

実は、このようなさまざまな不調の多くは、「呼吸の質」によるところが大きいのです。

食生活や運動習慣はもちろん大切。でもそれ以上に、「呼吸の質」は根源的なもの。いつまでも若々しい体を維持するために非常に大切なのです。

呼吸は、1日に平均2万回以上しています。にもかかわらず私たちは、無意識にできてしまうために、呼吸をおざなりにしてしまいがちです。

人間は食べ物から栄養をとらなくても、何日間かは生きることができます。でも、5分も息をとめれば、生きていくことはできません。

呼吸は、生命を維持するための、もっとも根源的な機能です。

その機能がもし、知らず知らずのうちに質の悪いものになっていたら、さまざまな心身の不調が現れるのは当然といえます。腰痛も例外ではありません。


余談ですが、みなさんは大ヒット漫画『鬼滅の刃』をお読みになりましたか。この漫画は、人間を超えた力をもつ鬼を倒すために、主人公たちが「全集中の呼吸」という呼吸法を取り入れ、高い集中力と身体能力を身につけ、鬼に対抗していく物語です。

「全集中の呼吸」は、肺に酸素をたっぷり取り込み、血中の酸素濃度を高める呼吸法だと解説されています。ゆっくりと深く呼吸するのがポイント。まさに、「酸素たっぷり呼吸法」と同様です。医学的にみても、『鬼滅の刃』の呼吸法は、うなずける部分があります。

なぜ、呼吸をゆっくりと深いものに変えると、血流量を増やすことができるのか、これから詳しく解説していきましょう。

浅い呼吸は自律神経のバランスを崩す

私たちが無意識に呼吸できるのは、呼吸は「自律神経」が司る機能だからです。

自律神経とは、人体の血管すべてに沿って走っている神経で、すべての臓器や血液の流れをコントロールしています。

私たちが「食べ物を消化吸収するぞ！」と意識しなくても胃腸が勝手に消化吸収してくれたり、「血液を流すぞ！」と気合を入れなくても勝手に血液を流したりしてくれるのは、すべて自律神経のおかげです。

脳から意識的な指令を受けなくても、独自に機能している「人体の生命維持装置」といえます。

自律神経は、「交感神経」と「副交感神経」の2つがバランスを取りながら成り立っています。

交感神経の働きが高まると、興奮したりイライラしたり、血管が収縮したり、心身がアクティブな状態になります。

一方、副交感神経の働きが高まると、心が安定して穏やかになり、血管が拡張したり、心身がリラックスモードになります。

交感神経と副交感神経は、常にバランスをとりながら機能しています。でも、2つはスイッチのように切り替わったり、シーソーのように片方が上がれば片方が下がるといった働き方をしていません。両方は独自に高くなったり、低くなったりしています。

理想は両方を同時にベストな働きをするよう維持することです。すると、胃腸の動きは円滑になり、血液の流れはスムーズになります。

血管をイメージしてみるとわかりやすいでしょう。交感神経が活発になると、血管は収縮します。逆に副交感神経が活発になると血管は拡張します。

「収縮」と「拡張」が交互に繰り返されると、血管はポンプのように脈打って、たっぷり血液が流れていくのです。

どちらか一方の機能が弱まっていると、ポンプ機能が弱まって、血流は滞ってしまいます。

つまり、脳を含めた全身に血液をたっぷり送るには、交感神経と副交感神経、両方の働きのレベルを上げなくてはなりません。

しかし、浅い呼吸をしていると、交感神経のレベルばかり高まり、副交感神経のレベルが下がってしまうのです。

呼吸を変えるだけで、心身に好循環が生まれる！

自律神経をコントロールできる唯一の方法は、呼吸

前述したように、呼吸は自律神経がコントロールしています。そのため私たちは無意識に呼吸することができます。

一方で、私たちは自分の意思によって呼吸の質を変えることができます。意識すれば、呼吸を深くしたり、ゆっくりしたりすることができますよね。

そのため、**呼吸の質を意識的に変えていけば、私たちは本来コントロールできない自律神経の状態を変えていくことができる**のです。

なぜ浅い呼吸によって副交感神経のレベルが下がり、自律神経のバランスが崩れてしまうのか。その理由は、「横隔膜」にあります。

肺そのものは自力でふくらんだり、しぼんだりすることができません。そのた

め、横隔膜を上下に動かすことによって肺を収縮させています。

そして、**横隔膜の周囲には、私たちが無意識に呼吸できるように自律神経がたくさん集まっています。**

浅い呼吸をしていると、横隔膜があまり動きません。すると、自律神経が刺激されず、副交感神経のレベルが落ちてしまうのです。

そこで意識的にゆっくりと深く呼吸すると、横隔膜の上下動が大きくなります。すると、横隔膜の周囲に張り巡らされた自律神経が刺激されて、副交感神経のレベルがアップします。

何かに焦ったときや緊張したときに深呼吸すると、心が落ち着いた気がしますよね。これは気のせいではなく、実際に副交感神経のレベルがアップして、心身がリラックスしたおかげだったのです。

また、肺を収めている胸腔《きょうくう》には「圧受容体《あつじゅようたい》」と呼ばれる部位があります。圧受容体は、息を吐きだすときに圧力がかかる場所なのですが、ここに圧力が加わると副交感神経のレベルがアップすることもわかっています。「酸素たっぷり呼吸法」が、息を吸う時間よりも吐く時間が長いのはこのためです。

横隔膜を上下に大きく動かし、吐く時間を長くする「酸素たっぷり呼吸法」は、副交感神経を高めるためのうってつけの方法なのです。

腰痛を治すには副交感神経を高めるのが必須

腰痛の患者さんは、ストレスや不安、恐怖から、日常的に交感神経が過剰に高まっている傾向にあります。

自律神経は、心の状態とも密接にかかわっています。いわば、心と体をつないでいる神経が「自律神経」なのです。「病は気から」とはよく言ったものですが、自律神経のメカニズムがわかってきた最新医学から捉えると、「病は気から」は医学的に正しいといえるでしょう。たとえば腰痛の患者さんならば、次のような悪循環が起こりえます。

「ストレス・不安・恐怖」↓「交感神経の働きが過剰に」↓「呼吸が浅くなる」↓「副交感神経の働きが弱まる」↓「自律神経のバランスが崩れる」↓「血流が低下する」↓「脳が徐々に誤作動を起こす」↓「痛みが慢性化する」↓「ストレス・不安・恐怖」……

「ストレス・不安・恐怖」は、なかなか意識的にコントロールできません。「血流」も「脳の誤作動」も「痛みの慢性化」も、自力では改善できません。

しかし、呼吸を変えることはできます。すると、

「呼吸を深くする」→「副交感神経の働きが高まる」→「自律神経のバランスが整う」→「血流がアップ」→「脳の機能が正常化」→「痛みが消える」

という好循環を生み出すことができます。

私たちは心や体の働きをダイレクトにコントロールできません。しかし、心と体の橋渡しをする呼吸ならば、自由自在に操ることができます。これを使わない手はないのです。

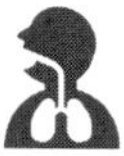

「酸素たっぷり呼吸法」で、安定した体幹も手に入る

全身の血流アップで、腰のダメージまで修復する！

ここまで、腰痛の方は、脳の血流が不足することで酸素が充分に供給されず、脳が誤作動を起こすため痛みが慢性化することをお伝えしてきました。

そしてその悪循環を断ち切るには、ゆっくり深く呼吸すること、すなわち「酸素たっぷり呼吸法」で自律神経のバランスを整え、血流をアップさせることが大切だと説明してきました。

しかし、血流アップがもたらす恩恵はそれだけに留まりません。

慢性腰痛の方は、痛みのおおもとである「腰」に、整形外科的な異常がみられなかったとしても、逆に画像診断で神経が圧迫されているなどの異常がみられたとしても、共通していることは腰の筋肉の血流不足です。

自律神経のアンバランスによって、腰の筋肉は緊張して固くなっています。すると、筋肉や神経に血液を届ける毛細血管の血流が悪くなります。

毛細血管は細胞に酸素や栄養を届けたり、細胞の老廃物を回収する役割がありますが、血流が悪くなると老廃物が筋肉や神経の細胞にたまってしまいます。それを放置していると、「発痛《はっつう》物質」という痛みの原因物質が生まれてしまうのです。

慢性腰痛の方は、たとえ患部の異常が治っていたとしても、おおもとの腰の筋肉において、血流が不足し、発痛物質が生まれやすい傾向にあります。

発痛物質を回収し除去するには、全身の血流量をアップさせるしかありません。「酸素たっぷり呼吸法」で自律神経を整えれば、全身に張り巡らされた毛細血管の血流をアップさせることができます。当然、腰の毛細血管の血流もアップしますので、腰の細胞にたまった発痛物質を掃除することができるのです。

この点からも「酸素たっぷり呼吸法」は腰痛治療に効果的だといえます。

横隔膜を動かす呼吸は、体幹も安定させる

深い呼吸が腰痛治療に効果的な理由はまだあります。

呼吸をするときに使う筋肉は、横隔膜をはじめ、肋間筋《ろっかんきん》（肋骨についた筋肉）、腹横筋《ふくおうきん》（お腹の深層にある筋肉）、僧帽筋《そうぼうきん》（肩甲骨まわりの筋肉）、脊柱起立筋《せきちゅうきりつきん》（背骨に沿った筋肉）など10種類以上あります。これらを総称して「呼吸筋」と呼びます。

呼吸筋は、呼吸を司ると同時に、体幹を安定させて姿勢を良くするための筋肉でもあります。**呼吸が浅い人は、呼吸筋があまり使われないため、猫背になるなど姿勢が悪くなってしまいます。**逆に呼吸が深い人は、ふだんから呼吸筋が鍛えられているため、体幹が安定して姿勢が良くなっています。

体幹の筋肉が衰えてしまうと、その筋肉が請け負っていた体重の負担を、腰が代わりに請け負わなければならなくなります。その結果、腰が血流不足になり、発痛物質が生まれやすくなります。

それを回避するには、筋肉を鍛えてあげなければなりません。

でも、筋トレをする必要はありません。**呼吸筋は体の深部にあるインナーマッスルであり、正しく呼吸をすることによって「バランス良く使えるようになる＝鍛えられる」**のです。

その結果、姿勢が良くなって、腰へのダメージを減らすことができます。

浅田真央さんも、呼吸法で腰痛を克服した

横隔膜を大きく動かす呼吸法は、たくさんのアスリートたちが実践しています。

フィギュアスケートの浅田真央《あさだまお》さん、スキージャンプの高梨沙羅《たかなしさら》選手、メジャーリーガーの前田健太《まえだけんた》選手、フェンシングの太田雄貴《おおたゆうき》さんも取り入れていました。**なかでも浅田真央さんは、現役時代につらい腰痛に悩まされていたといいます。しかし、横隔膜をしっかり動かす呼吸を続けることで体幹を安定させ、腰痛を治した**そうです。

私たち現代人は、便利な交通機関のおかげで、長時間歩く機会が激減していきます。歩く時間が少なくなると、体幹を支える筋肉の働きが衰えてしまいます。

また、仕事や人間関係のストレスに常にさらされ、スマホやパソコンの普及で前かがみの姿勢になることも多く、呼吸筋がガチガチに固まってしまいがち。

そのため、慢性的に呼吸が浅くなり、呼吸筋はさらに固まり、体幹を本来の姿勢で支えることができなくなってしまうのです。

「体幹を鍛える」というと、これまで筋トレのイメージがつきまとっていました。しかし、自らの体に敏感なアスリートたちの間では、すでに呼吸が体幹を支えるのに有効であることが広く認知されています。

スタンフォード大学の研究で判明！「呼吸」と「愛情」は腰痛に効く

腰痛研究でも名高いスタンフォード大学

世界中の頭脳が集まるアメリカのスタンフォード大学。そのスポーツ医局では、アスリートたちの腰痛や疲労を軽減するために呼吸法を取り入れています。

スタンフォード大学は勉学のみならず、所属するスポーツ選手も超一流。全米の大学スポーツランキングでは23年連続1位、２０１６年のリオデジャネイロオリンピックでは27個の金メダルを獲得したエリートアスリート集団でもあります。

スポーツ医局は、そんなアスリートの健康を支えるための組織なのですが、たっぷり酸素を取り入れる呼吸法を始めてから、腰痛や疲労に悩むアスリートが激減したといいます。

なぜ呼吸を変えただけで、全身のコンディションが良好になるのか。その理由は、血流のアップと、呼吸筋の働きが鍛えられて体幹が安定したからだと考えられます。

また、スタンフォード大学は腰痛治療の研究機関としても名高く、数々の興味深い研究を行っています。

たとえば、**慢性痛の人に「好きな人の写真」を見せると、痛みがやわらぐという研究結果があります。**

このときの脳の状態を調べると、扁桃体など「感情脳」の活動に変化が確認されています。「好きな人」の写真を見ることによって、「痛み」にとらわれていた「感情脳」が、「好き」へとシフトし、「痛い！　痛い！」という暴走を抑えるように脳が活動したからではないでしょうか。

ふだんの生活でどうしても痛みのことが気になってしまう方は、好きな人や好きな趣味など、「好きな○○」のことをたくさん考えるのも大切だといえます。

反町隆史さんの「POISON」は腰痛にも効果的⁉

あるとき、慢性腰痛を抱えている40代の女性がこんなことを話してくれました。

「先生、反町隆史《そりまちたかし》の『POISON』を聴くと、痛みがやわらぐんですよ」

ご存じの方もいるかと思いますが、反町隆史さんの「POISON」という曲は、赤ちゃんを泣き止ます効果があると、一時期お母さん方の間で話題になりました。

その理由は定かではありませんが、「反町さんの低音ボイスは、お腹の中で聞いていたお母さんの心音に似ている」からではないか、という考察もあります。赤ちゃんはその声に安心感を覚えるため、泣き止む効果が期待できるのかもしれません。

彼女はもともと反町さんの大ファンで、その噂を聞いてから、ご自身の赤ちゃんをあやすために「ＰＯＩＳＯＮ」をよく流すようになりました。するとと不思議なことに、赤ちゃんがグズるのをやめたどころか、彼女自身の腰痛までラクになったというのです。

考えられる理由は２つあります。１つは、反町さんの低音ボイスにリラックス効果があり、副交感神経が高まったこと。もう１つは反町さんが「好き」という感情によって、「痛い」に囚われていた感情脳が落ち着いたことです。

理由づけをすればこのように考えられますが、どちらにせよ、ご自身が好きなものに触れることは、痛みを遠ざけるために役立つことは間違いありません。

この章では、自律神経や血流、体幹といった身体的な側面から、呼吸がいかに腰痛を消すために重要か説き明かしてきました。

次章では、反町隆史さんの例のように、心理的側面からも「酸素たっぷり呼吸法」が痛み治療に有効であることを説明してみたいと思います。

あせらず、ゆっくり深く呼吸しながら、お好きな音楽でも流しながら、お付き合いください。

第4章

「今、ここ」に集中する呼吸で、痛みはどこかに消えていく

腰痛と心の病のメカニズムは似ている

ストレスが原因で腰痛に苦しむ患者さんたち

「病院で手術までしたのに痛みがぶりかえしてきた」

「整体にも鍼灸にもカイロにもマッサージにも通った。でも、全部ムダだった」

「長く歩くと脚のしびれがひどくて、動けなくなる。なさけなくて涙が出る」

「何をするにも腰が痛むから、何もする気が起きない」

「腰痛のせいで会社を休むなんて。きっとサボってると思われてる」

「買い物にも外食にも旅行にも行けない体になってしまった」

「どうして私だけがこんな目に。家族にも迷惑をかけて、もう居場所がない」

「このままずっとこの痛みが続くなら、いっそのこと消えてしまいたい……」


私はこれまでたくさんの慢性腰痛の患者さんと対話してきました。整形外科に通って投薬されても、ペインクリニックでブロック注射を数多く受けても、整体や鍼灸で治療しても改善しなかった方々が、ドクターショッピングの末、私のことを見つけてくださり、全国からやってこられます。

私は初診の際、最低1時間は患者さんの「腰痛物語」をうかがうようにしています。

腰痛が起こり始めたころの話から、現在の生活や抱えている悩みなど、一見腰痛とは無関係に思えることもうかがいます。

そのなかで、**ほとんどの患者さんに共通しているのは「大きなストレス」を抱えながら生活されている**ということです。もちろん、腰痛そのものもストレスになり得るのですが、マジメで、責任感が強く、努力家の方ほど、ストレスの度合いは大きいように思えます。

ある50代の女性の患者さん。Kさんは、整形外科で「腰椎《ようつい》すべり症および軽度の脊柱管狭窄症《せきちゅうかんきょうさくしょう》」と診断され、半年以上にわたって治療を続けてきました。しかし、一向に改善のきざしは見えず、私のクリニックにやってこられたときは、入口までの数段の階段を上るのにも5分近くかかり、まさに這うようにして何とか来院してくださいました。

ひと通りの診察と検査を終え、手術の必要がないと判断した私は、Kさんから腰痛が発症したころに、生活でつらいことがなかったか、より詳しくうかがいました。

するとKさんは、少しためらいながらも口火を切ると、堰《せき》が壊れたかのように一気に、涙を流しながら話してくれました。

Kさんは半年間の短い間に、最愛の夫と母親を、病気と事故で亡くされていました。

悲しみに暮れる暇もなく、1人で2回の葬儀をなんとかこなして、ホッと一息ついたころ、腰に激痛が走ったといいます。

私はKさんのお話をうかがい、ストレスによって脳が血流不足、酸素不足となり、痛みが長引いている可能性があるとお伝えしました。

するとKさんは目を丸くしていました。まさか、精神的ストレスが腰痛の原因になるなんて想定外だったからです。

慢性腰痛を抱えた患者さんのほとんどは「強いストレス」を抱えながら生きています。その結果、脳が酸素不足に陥り、感情脳の暴走によって、痛みが長引いてしまっているのです。

慢性腰痛は「心の病」でもある

あえて極論を言わせていただくと、慢性腰痛は「心の病」です。

「痛い」という情報をキャッチする扁桃体などの感情脳は、「苦しい」や「悲しい」といった感情を処理する部位でもあります。

つまり脳内では、「痛い」という感情と、「苦しい」「悲しい」という感情は、同じ部位によって、ほぼ同じように処理されているのです。

そのため、慢性腰痛の患者さんは、うつ症状を抱えている方が非常に多い。「痛い」「苦しい」「悲しい」といったネガティブな感情が相互に悪影響を及ぼし合って、扁桃体が過剰に反応してしまっているのです。

つまり、**悩めば悩むほど、苦しめば苦しむほど、悲しめば悲しむほど、扁桃体は暴走して、脳が誤作動を起こし、痛みはいつまでたっても治らない**ことになります。

この悪循環を断ち切るには、ネガティブな感情を手放すしかありません。ネガティブな感情を手放すのは一朝一夕《いっちょういっせき》にできるようなことではありませんが、私もしているちょっとしたコツがあります。

ネガティブな反復思考から脱出する方法を伝授！

モンキーマインドから脱出しよう

マインドフルネスの用語で、いろいろな考えに頭の中が満たされた状態を「モンキーマインド」といいます。お猿さんたちが頭の中でうるさく騒ぎまわっているイメージです。

特にネガティブな猿（ネガ猿と呼ぶことにしましょう）がたくさん頭の中にいる人は、何をしていても「苦しい」「つらい」「耐えられない」といった考えに囚われてしまいます。

この状況を脱するためには、「考え」についてのイメージを変えることが大切です。

まず、自分の脳（心）を「駅のプラットホーム」だと捉えてみてください。

そこへネガ猿たちが乗った電車が次々とやってきて、プラットホームに停車します。ネガ猿たちは「痛い！」とか「苦しい！」とか「悲しい！」と騒いでいます。

ネガ猿たちを乗せた電車はしばらくプラットホームに停車しますが、時がたてば発車していきます。あなたは「駅のプラットホーム」ですので、そのままそこに留まります。

自分の脳（心）は、電車たちが行き交うプラットホームであり、どんなネガ猿が乗った電車が入ってこようと、「自分には関係がない」「自分は変わらない」。

ネガティブな雑念に対してこのようなイメージがもてれば、思考が負のスパイラルに陥ることを回避できます。「自分」と「考えていること」を区別するのです。

痛みや苦しみ、悲しみで、頭の中がいっぱいになりそうなときは、ぜひこの思

考法を思い出してみてください。「痛い！」と騒いでいるネガ猿がいるだけだとイメージするだけで、心は落ち着いてくるはずです。

「酸素たっぷり呼吸法」でモンキーマインドを解消する

モンキーマインドを解消するには、「1つのことに集中する」ことも有効です。ネガ猿たちが乗った電車が次々にやってきても、あなたはプラットホームで好きなことに熱中していればネガ猿たちの存在を忘れてしまえます。腰痛の患者さんに、自分の好きなことに熱中するときだけ痛みを感じない、という方が多いのはそのためでしょう。

「酸素たっぷり呼吸法」は、「1」「2」「3」「4」と秒数を数えて呼吸にラベリングしていくことで、自然と呼吸に集中できるメソッドです。

仮に、そのとき腰が痛かったとしても、生活や仕事のストレスで落ち込んでいても、毎日同じように、「1」「2」「3」「4」と呼吸に集中することが大切です。

もし、頭の中に雑念が浮かんできたら、無理に無心になろうとせず、「あ、ネガ猿がいるな」くらいに観察して、また、ゆったりした呼吸のリズムとラベリングに戻っていきます。

いわば呼吸は、あなたの意識をプラットホームにつなぎとめる錨《いかり》のようなものです。自分の心がネガティブな感情に囚われそうになったら、いつでも「酸素たっぷり呼吸法」をして、意識をあなたのプラットホームに戻しましょう。

これを習慣化していけば、しだいにネガティブな感情に囚われなくなり、扁桃体などの感情脳が穏やかになってくることでしょう。

繰り返しますが、脳には「可塑性《かそせい》」があります。脳は、思考習慣によって、その機能を変えていくことができるのです。

「今、ここ」に集中する呼吸で、脳の体積や構造まで変化する

「雑念を排除して呼吸に集中する」と聞くと、どこか感覚的な手法に思えるかもしれません。

しかし、最新の脳科学の研究では、呼吸に集中して雑念を排除する習慣によって、脳そのものが構造的な変化を起こし、機能がアップデートすることがわかってきました。

マサチューセッツ大学のジョン・カバット＝ジンは、「マインドフルネス・ストレス低減法（MBSR）」という痛みを緩和《かんわ》するための瞑想法（呼吸法）を生み出しました。これは呼吸に意識をもっていき、雑念にとらわれないことを目指すメソッドです。

彼らの研究グループによると、ＭＢＳＲを８週間実践したところ、大脳皮質の厚さが増し、脳の萎縮に対して改善効果が認められたとの報告があります。

また別の研究では、瞑想によって、前頭葉などの「理性脳」の容積が増し、逆に扁桃体などの「感情脳」の容積が減ることがわかっています。

さらに、瞑想によって、痛みを鎮める役割をしているＤＬＰＦＣ（背外側前頭《はいがいそくぜんとう》前皮質《ぜんひしつ》）と脳の各部位のつながりが強化されることや、脳の消費エネルギーの大半をしめるデフォルト・モード・ネットワーク（ＤＭＮ）のエネルギー消費量が減ることもわかっています。

これらの研究成果をまとめると、次のことがいえます。

呼吸に集中すると……

1　雑念（モンキーマインド）が消えて、脳のDMNで消費されるエネルギーが減る

2　DLPFCなどの理性脳が活性化する

3　扁桃体など感情脳の活動が鎮まる

すると、「痛い！」と叫んでいた扁桃体の暴走が終わり、痛みが消えていくのです。

「酸素たっぷり呼吸法」は、最新のマインドフルネス研究から見ても、有効な腰痛治療法といえるでしょう。

腰痛はあなたの「心の叫び」である

それでも痛いときは、「痛み」と対話してみよう

ここまでお伝えしてきた考え方は、「痛みにとらわれない」、「痛みを無きものとする」ことによって、脳の機能を改善し、本当に痛みを消していく手法です。

私の患者さんにも「酸素たっぷり呼吸法」を習慣化しながら、ご自身が熱中できること（カラオケであったり、キレイな写真を眺めることだったり）を積極的に行うことで、自然と痛みが消えていった方は少なくありません。

第3章までにご紹介したように、深い呼吸によって自律神経のバランスが整い、血流がアップし、脳の酸素不足が解消された効果も大きかったことでしょう。

しかし、「痛みにとらわれない呼吸法」だけでは、腰痛が改善しない患者さんがいるのも正直な事実。

腰痛は「これをすれば必ず治る」と断言できるほど、単純なメカニズムで起きていません。

患者さんの心の状態と深くかかわっていますから、それぞれの方に即した治療法を考えなければならないのです。

うつ病の治療が、通りいっぺんの抗うつ剤だけでは治せないように、腰痛も「心の病」として向き合っていく必要があります。

とはいえ、解決策はあります。安心してください。

「痛み」や「痛みを引き起こすストレス」をよく観察して、向き合い、対話してみることをオススメします。なぜ痛くなってしまったのか、「腰痛の言い分」を聞くのです。

難しいことは何もありません。自分でも気づいていなかった「ストレス」の存在に気づくだけで、腰痛がラクになった方と私はたくさん出会ってきましたから。

呼吸をしながら痛みが発するSOSに耳を傾けてみる

「酸素たっぷり呼吸法」を続けているのに、なかなか痛みがラクにならない方に行っていただきたいのが、ボディスキャンです。

呼吸のしかたは「酸素たっぷり呼吸法」とまったく同じですが、呼吸するときの意識を腰に向けて、その状態をつまびらかに観察していく手法です。このときは、秒数を数えるのをお休みし、手は腰から離しておきます。

毎日行っていると、同じ痛みでも、日によって痛む場所がすこし違ったり、熱を感じたり、軽く感じたり、ダルく感じたり、微妙な変化を感じとることができるようになります。

このとき大切なのは、**「痛み」はあなたではなく、他者であると認識すること**です。そしてその他者は、先ほどのようなネガ猿と捉えるのではなく、ここではあなたの「親友」だと考えてみましょう。

あなたは毎日、同じ時間に、呼吸しながら、親友の状態を観察します。そして心の中で問いかけてみます。

「今日はだいぶ痛そうだけど、大丈夫？」
「昨日は少し無理しすぎちゃったのかな？」

バカバカしいと感じるかもしれません。でも実際にこのように文章にして、あなたの親友に問いかけてみてください。

このように痛みを他者として捉えるクセがついてくると、腰の状態が悪いときでも、ネガティブ思考に陥らずにすみます。

ネガティブ思考が減っていくと、脳のデフォルト・モード・ネットワークで消費されるエネルギー量が減って、脳の状態を良くしていくことができます。

そして「痛み」という親友に、ぜひ次のように問いかけてみてください。

「君がそこまで苦しんでいる原因は、何？」

ストレスに「気づく」だけで痛みはラクになっていく

この章のはじめにご紹介したKさん。最愛の夫と母を亡くしたあと腰痛に苦しめられた彼女は、大学病院で「打つ手は手術しかない」と言われたそうです。

Kさんは、それまで誰にも話せなかった「苦しみ」や「悲しみ」を私に吐露《とろ》してくれました。私はその日、少しのお薬を処方し、「酸素たっぷり呼吸法」と簡単なストレッチをお伝えして診察を終えました。

その1週間後です。クリニックに電話をくださったKさんは、開口一番、

「先生！　今日は痛くないんです！」

と、喜びの声を届けてくださいました。

Kさんはその後も「酸素たっぷり呼吸法」を行い、腰の痛みとも対話しながら、3カ月後には腰痛をほぼ寛解《かんかい》されました。

ご本人は「手術まで勧められたのに、信じられない」と驚いていましたが、ストレスというものは、私たちが考えているよりもはるかに体に影響を与えているのです。

Kさんは正体不明の「痛み」から、ストレスによって引き起こされている「痛み」であることに気づけたおかげで、きっと感情脳が安心感に包まれたのでしょう。

気持ちの変化は確実に体に現れます。安心感は、副交感神経のレベルを高めて、自律神経を整えます。

その結果、脳の血流量もアップし、脳の酸素不足が解消し、短期間での腰痛改善に役立ったと考えられます。

あなたのストレスは何か言葉にしてみよう

ストレスは知らず知らずのうちに、あなたの体を蝕んでいきます。その現れが、あなたの慢性腰痛かもしれません。

いま、あなたが抱えてるストレスは何ですか。

家庭の不和で思い悩んでいませんか？　仕事の人間関係に苦しんでいませんか？　ご近所トラブル、遺産相続、老後資金の不安などなど、あなたを思い悩ませていることは何でしょうか。

腰の痛みに問いかけてみてください。腰痛はあなたの「本音」を表しています。あなたがガマンして抑え込んでいる本音が、腰痛という形をとってあなたにメッセージを送っているのです。

もう無理をするのはやめにしましょう。

あなたが本当のストレスに気づけたら、それを実際に声に出して、言ってみてください。

「お義母さんと一緒に暮らすのは、もうイヤ！」

「会社を辞めたい。もうこんな激務は続けられない」
「友だちに裏切られてる。信じてたのに、利用されてる。絶交したい」

そのストレスが解消できればベストですが、解消できないストレスのほうが多いでしょう。それでも問題ありません。このように自分の本音を文章にして声に出してみるだけで、心がスッと軽くならないでしょうか。

人間は不思議なもので、モヤモヤした状態で放置しているより、明確に言葉にして吐き出すほうが、いくぶん気持ちがラクになってきます。ストレスに気づき、それを言葉にした瞬間、ストレスは整頓され軽減したといえるのです。

腰はあなたの心に敏感に反応します。何をしても治らない腰痛をラクにするためには、あなたが無理をせず、ガマンせず、本音で生きていくことが必要なのです。

安静厳禁！ 腰を動かして
脳の誤作動を正す

腰に「大丈夫だ」と教えてあげるストレッチ

この章の最後に、他人である「腰痛」に、「お前は痛くないんだよ」と教えてあげる方法をお伝えしましょう。

その名も**「20秒伸ばすだけストレッチ」**。

やり方は、起立し、両手を左右の腰にあてて、20秒間、ジワーっと後ろ側に背を反らすだけです。

多少痛むくらいでしたら、気にせず20秒間伸ばしてください。激痛が起きるときは無理をしないように。これを、朝起きて20秒、寝る前に20秒、1日2回行いましょう。

このストレッチの狙いは、筋肉を柔軟にするといった通常のストレッチとは異なります。痛くて動かないと思い込んでいる、扁桃体などの感情脳に「じつはぜんぜん痛くないよ。ほら、普通に動くでしょ」と伝えるためのストレッチです。痛みが強い方は、脳がビックリしてしまいますので、背を反らしすぎないで、できそうな範囲から始めていきましょう。こちらも「酸素たっぷり呼吸法」と同様に、毎日続けていけば、脳の勘違いは徐々に改善されていきます。

痛いからといって安静にすることは、慢性腰痛を治すうえで大敵です。激痛で動けないとき以外は、できるだけいつもどおりの日常生活を送ることが大切です。**安静にしてしまうと、脳が「やっぱり痛いんだ」と思い込み、痛みが慢性化する原因になります。**

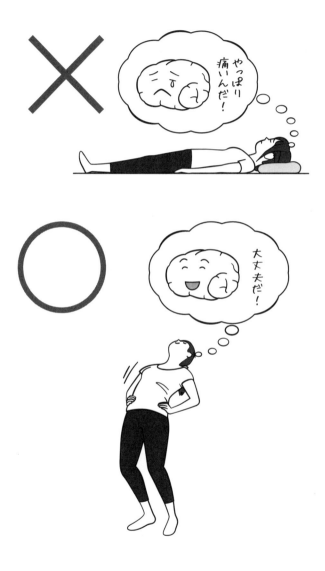

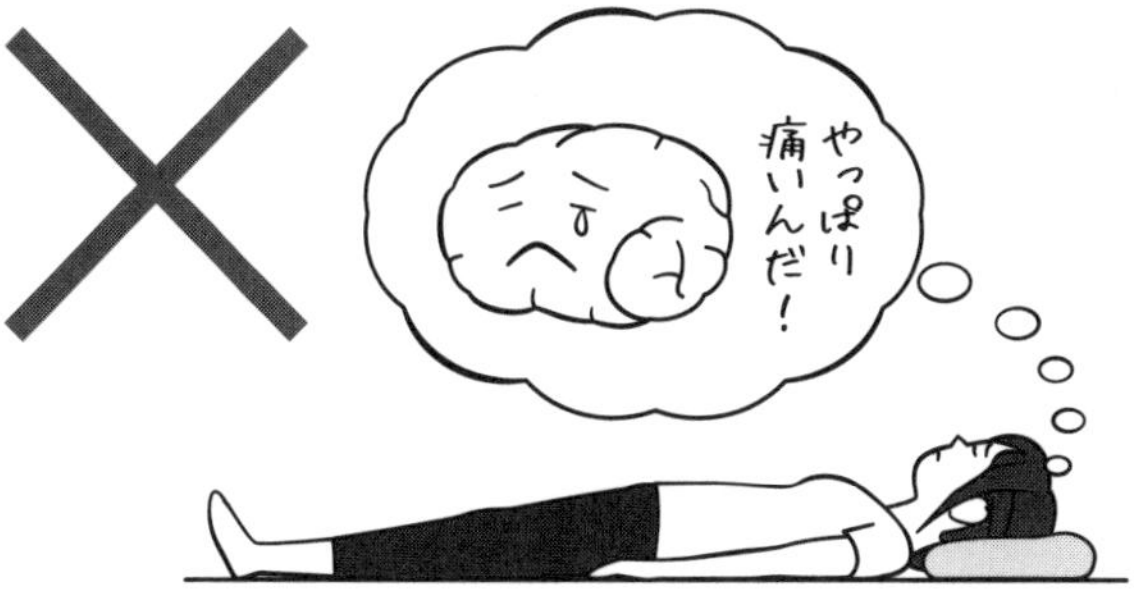
やっぱり痛いんだ！

大丈夫だ！

動いたことで腰に痛みが走ると、何かとんでもない事故（腰がポキッと折れるなど）が起きるのではないかと不安に思う方がいるのですが、整形外科で骨折や感染など重大な病気がないと確認されているのであれば、よほど激しい運動をしないかぎりそのような事態にはならないので安心してください。

むしろ、安静にして筋肉が衰えていくほうが、将来的に腰痛をさらに悪化させてしまう可能性があります。


3カ月以上の腰の痛みを抱えているみなさん。あなたの腰の痛みは、あなたの心のストレスが生み出したものです。あなたの腰は、何の異常もありません。あなたの脳が元気になれば、以前のような生活を取り戻すことができます。

「酸素たっぷり呼吸法」を上手に活用して、痛みに囚われず、あるいは痛みと対話し、脳にたっぷり酸素を送って、腰痛のない生活を取り戻していきましょう。

第5章

【体験談】「酸素たっぷり呼吸法」で腰痛がラクになりました！

体験談01

人生おしまいと思うほどのつらい腰痛が「酸素たっぷり呼吸法」で癒されていった

（H・Kさん／52歳／女性／主婦／変形性腰椎症）

昨年から腰が痛むようになり、つらい毎日が続いていました。マッサージや鍼灸、整体などに通いましたがまったく効果がなく、腰痛は悪化する一方。ひどいときには家から一歩も出られないほどで、寝たきりに近くなってきていました。

整形外科でレントゲンを撮ると、「変形性腰椎症《へんけいせいようついしょう》」の診断。痛み止めの内服薬や湿布、腰の牽引などのリハビリにも通いましたが、整形外科でも痛みはとれず、どうしようもない状態でした。冗談ではなく、「人生おしまいだ」と毎日落ち込み、心も体もボロボロでした。

そんな私を見かねた夫が、インターネットで河合先生のクリニックを見つけ、藁にもすがる思いで診察を受けました。

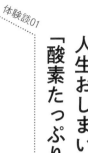

河合先生はＭＲＩや血液検査などで、まずは体の状態をしっかり調べてくださり、私には重大な病気がないことを教えてくれました。整形外科で診断された「変形性腰椎症」は、確かに画像で確認できるものの、誰にでも起きるごく自然な老化現象であり、むしろ程度は軽いほうだと言われました。

「こんなに痛いのに軽いなんて、あり得ない！」とそのときは信じられませんでしたが、痛みが改善した今となっては、大きなストレスが私の腰痛の原因だったのだとよくわかります。

河合先生には、いろいろな話を聞いてもらいました。いつから腰痛が出て、そのときどんなストレスを抱えていたかなど、「腰痛と関係あるのかな？」と思うようなことも話しました。話しているうちに、心がラクになる気がしました。

私の家は神職（神社）の仕事をしています。昨年、神主をしていた義父が亡くなり、夫があとを引き継ぎました。しかし直後から、夫の弟が神社の運営に口を出すようになり、お家騒動のようになってしまったのです。腰痛が発症したのは、ちょうどそのゴタゴタのストレスが頂点に達していたときだったのです。

先生は、「あなたの腰痛の原因は、腰ではなく、ストレスです。腰が壊れているわけではないので、安心して動いて大丈夫です」と言い、薬などは処方せず、その代わりに「酸素たっぷり呼吸法」を教えてくれました。

このときはまだ、「呼吸で腰痛が治るの？」と半信半疑でしたが、こんなに親身になってお話を聞いてくださる先生を信じてみようと思い、1日5分、ゆっくりと深く呼吸をして、自分と向き合う時間を作ることにしました。

すると、不思議なものですね。「痛い。もう嫌だ。人生おしまいだ」と、ネガティブ思考がループしていた私が、「酸素たっぷり呼吸法」を毎日の習慣にしてから、久しぶりに穏やかな気持ちで過ごすことができるようになったのです。

もちろん、即座に痛みが消えたわけではありません。ただ、痛いときも、冷静に腰痛と向き合えるようになってきました。先生に「腰痛の原因はストレス」だと断言していただいたのが、安心感につながったのだと思います。

「酸素たっぷり呼吸法」をすると、全身が新鮮な酸素で満たされるようで、とても爽快感を感じられます。また、腰と対話する時間を作ることで、これまで魔物のように感じていた腰が、愛おしくさえ思えてきます。

すると2カ月ほどたった頃には、日常生活でほとんど痛みが気にならなくなるほど、腰痛が改善しました。また、もめていた夫と夫の弟との関係が改善されていくにつれ、おもしろいくらいに腰痛も改善していったのです。

ストレスは、自分で気づけていないから、ストレスなのだと思います。私の場合はそうでした。「酸素たっぷり呼吸法」は、医学的にいい治療法なのだと思いますが、私にとっては、自分とじっくり向き合う時間が取れたことが良かったと思います。原因がわからない痛みにお悩みの方にオススメしたいです。

体験談02

一生、大好きな仕事を楽しむために「酸素たっぷり呼吸法」を続けます！

（Y・Sさん／62歳／女性／自営業／坐骨神経痛・椎間板ヘルニア・脊柱管狭窄症）

私は仕事が大好きです。50代のときに、憧れだった雑貨屋を始めてからは、商品の買い付けへと、国内外を問わずあちこち動き回っていました。昔から、忙しく動き回っていないと落ち着かない性分なのです。だから、腰痛になって動けなくなることが、こんなに苦痛だなんて……。もう二度と、あんな日々に戻りたくありません！

私が腰痛になったのは、今から1年半ほど前です。ある朝起きたら、右脚にしびれを感じました。その後、脚のしびれはどんどんひどくなり、今度はひどい腰痛まで出てきてしまいました。じっとしていれば何ともないのですが、少し動くだけで、右脚のしびれと腰痛が出てしまうのです。

これはまずいと、すぐに病院にかかりました。1つ目の病院では椎間板《ついかんばん》ヘルニアによる「坐骨神経痛《ざこつしんけいつう》」と診断され、2つ目の病院では「腰部脊柱管狭窄症《ようぶせきちゅうかんきょうさくしょう》」と診断されました。痛み止めの薬をたくさん処方されましたが、あまり効果がなく、副作用の吐き気がひどくて、ほとんど飲み続けられませんでした。

大好きな仕事が腰痛のせいで支障をきたしていることは、私にとって大きなストレスでした。でも、腰にメスを入れることには、やはり抵抗感がありましたので、何かいい治療法がないかと探していると、かかりつけの内科医の先生が、河合先生を紹介してくれたのです。

河合先生は診察で、「痛みで脳を驚かすことを繰り返してしまい、脳から痛みが離れなくなってしまっている」と、私の痛みが治らない理由を丁寧に説明してくれました。私の場合、「痛みによるストレスで、痛みがさらに悪化する」という悪循環に陥っていたのです。

そこで行った治療が、ウォーキングと呼吸法です。

ウォーキングでは、無理せず少しずつ距離を伸ばしていくよう指導を受けました。最初は腰痛と脚の痛みで20分歩くのが限界。ですが、2カ月もするとどんどん歩ける時間が延びていきました。

また、ウォーキングと合わせて行った**「酸素たっぷり呼吸法」は、ストレスの解消に役立ちました。**私は若い頃から、せっかちで、いつも何かに追われているような生活をしてきましたが、**意識的にゆっくり呼吸することで、心が安心感に包まれることを知りました。**焦ってもしかたがない、着実に腰の状態は良くなっているから大丈夫だと、前向きな気持ちになれてきたことで、腰の状態もどんどん良くなっていきました。

そして、クリニックに通い始めてから4カ月後にMRIで腰の画像を撮影してもらうと、ヘルニアがほとんど消えていました。「多くのヘルニアは何もしなくても治ります」と先生にうかがい、とても驚きました。ヘルニアで悩んでいる人はとても多いでしょうから、このことはもっとたくさんの方に知ってほしいです。

初診から半年かかりましたが、腰痛も脚のしびれもすっかりなくなり、今では、これまで以上に仕事に全力を注げています。そして腰痛が再発しないように、「酸素たっぷり呼吸法」を毎日の習慣にしています。

もし河合先生に出会わなかったら、大好きな仕事を、あきらめなければなりませんでした。先生に出会えて、本当に感謝しております。

体験談03

失職後、原因不明の腰痛に襲われるも回復へのきざしが見えてきた

（Ｙ・Ｋさん／29歳／男性／無職／椎間板ヘルニア）

今回、「酸素たっぷり呼吸法」の体験談の依頼があり、正直、自分が適切な人材だとは思えない。なぜなら僕はまだ、腰痛が治っていないからだ。

そのため、読者のみなさんに有益な情報を提供できるか、ちょっと不安だが、同じ腰痛に苦しむ人間の1人として、リアルな情報を提供できればと思う。

僕はもともと、高校生くらいから腰痛になりやすいたちだった。社会人になってからは事務職を続けていたが、特別腰に負担をかけるような生活は送っていなかったと思う。

27歳のとき、人間関係のトラブルが原因で、失職した。失職が腰痛と関係があ

るのか僕にはわからないが（確かに大きなストレスではあった）、求職活動をしているときに徐々に腰痛がひどくなってきた。なかなか再就職は決まらない。腰は安静にしているにもかかわらず、悪化の一途を辿った。

整形外科では「椎間板ヘルニア」が原因だと言われた。これまで、痛み止めの薬をたくさん飲んだ。調べると、なかには麻薬と同じような成分の薬まであった。ペインクリニックでは数えきれないほどブロック注射（痛みの伝わる経路をブロックするために、神経や神経の周辺に麻酔薬を入れる注射）を打った。マッサージと鍼灸にもかなり通った。そのときだけ少しラクになった感じがするが、すぐに元の状態に戻ってしまうのが常だった。

河合先生からは「痛くても少しずつ動かすようにして、痛みに強くなっていきましょう」と言われた。少し不思議に思ったが、僕の場合は確かに安静にしすぎていたのかもしれない。また、当時の僕は麻薬系の薬をはじめとして、とにかく痛み止めの薬を飲みすぎていた。その副作用で体調が悪く、日中眠くなったり、便秘にもなったりしていた。

河合先生に教わった「20秒伸ばすだけストレッチ」を毎日行って、痛くても少しずつ体を動かすようにしている。

まだ腰は痛いながらも、以前より体を動かすのが怖くなくなったし、薬の量も減ったから、日中も頭がスッキリするようになった。状態は良くなってきていると思う。

とにかく、痛み止めの薬を飲んでいる人は、できるかぎりその量を減らしたほうがいいのは間違いない。痛み止めを飲んで、安静にしていると、どんどん悪化するような気がする。これは僕の実感値だが、医学的にもそれが明らかになってきていると河合先生も言っていた。

慢性的な腰痛はまだわからないことだらけだそうだ。「酸素たっぷり呼吸法」も行っているが、正直、効いているのかはわからない。痛みはまだ続いている。始めてまだ3週間だが、そろそろ効果を実感したいところ。

ただ、「酸素たっぷり呼吸法」にしろ、「20秒伸ばすだけストレッチ」にしろ、動作がこれ以上ないくらい簡単なため、継続しやすいことは確か。以前、腰痛を治すためのストレッチの本を買ったが、動きが複雑すぎてやる気すら起きなかった。その点、**「酸素たっぷり呼吸法」は僕のようなズボラな人間でも続けやすい**だろう。

もし腰痛が本当に治ったら、再就職を目指したい。正直、ちょっと前まで「人生詰んだ」と思っていた。だけど今は、少しだけ気持ちが前向きになっている。「酸素たっぷり呼吸法」のおかげで、脳の酸欠状態が、解消されつつあるからなのかもしれない。

体験談04

「酸素たっぷり呼吸法」で血流アップ！脊柱管狭窄症を見事に克服！

（K・Cさん／69歳／男性／事務職／脊柱管狭窄症）

記憶をさかのぼると、49歳のときに、ぎっくり腰になったことがありました。その後、ときどき腰に違和感を覚えることはありましたが、生活に不自由するほどではありませんでした。

本格的に腰痛に悩み始めたのは67歳のときです。きっかけは特になく、右側の腰に、ずっと痛みがある状態になってしまいました。

また、右側の脚のしびれも強く、旅行に行った際、兄に「歩幅が狭くなっているよ」と指摘されたのを覚えています。

そのころは、20分くらい歩くと、右脚のしびれが痛みに変わり、歩けなくなっていました。

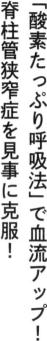

病院でＭＲＩを撮ると、「腰部脊柱管狭窄症」と診断されました。痛み止めの薬をもらいましたが、薬が嫌いなのであまり飲みませんでした。

会社で腰痛のことを話すと、上司が河合先生のクリニックに通院していたため、私も通ってみることにしました。

河合先生の治療は、整形外科の先生とはだいぶ手法が異なりました。整形外科では、自分が「壊れた機械」で、「機械を直す」ための説明を聞いている感じがしていました。

しかし、**河合先生は、「人間を治す」ための治療をされている**印象を受けました。つまり、とても信頼できる先生だというのが、私の第一印象です。

具体的な治療法は、血流を良くするための内服薬を1種類だけ飲み、あとは「毎日マイペースで散歩すること」「酸素たっぷり呼吸法」をすること、これだけでした。

私は長時間のデスクワークをしていたため、脳や体が血流と酸素不足に陥り、それが原因で腰痛が長引いていたのです。

私は仕事のお昼休みに、「酸素たっぷり呼吸法」と「20秒伸ばすだけストレッチ」を2カ月続けました。また、毎日の散歩を欠かさず行いました。そのおかげか、体重は2キロくらい減りました。

これらのおかげで、しだいに腰痛はあまり気にならなくなりました。右脚のしびれ、痛みもほぼなくなり、長時間歩けるようになっています。

最近兄には、「だいぶ歩幅が広くなったな」と言われました。かなり回復したのだと実感しています。

長時間歩けなくなってしまうと、出かける気が失せてしまいます。退職後はますます体を動かす機会が減ってしまいますので、「酸素たっぷり呼吸法」と散歩は継続して行いたいと思っています。

また、私が「酸素たっぷり呼吸法」に注目しているのは、腰痛の改善だけでなく、たくさんの健康効果が望めそうだからです。高血圧や動脈硬化などの生活習慣病対策にも「酸素たっぷり呼吸法」はいいと聞きました。

105歳で天寿をまっとうされた医師の日野原重明《ひのはらしげあき》先生も、ゆっくり深く呼吸することを大切にされていたそうです。

私も呼吸を大切にして、病気に負けない健康な体を築いていきたいです。

体験談05

手術をしたのに痛みがとれない……「脳の誤作動」を治療して回復！

（T・Sさん／36歳／男性／介護職／腰椎分離症）

私は2年前に介護職に転職しました。最初は腰に違和感があるくらいでしたが、半年もすると激痛を伴う腰痛が発症してしまいました。腰からお尻にかけての痛みで、病院では「腰椎分離症《ようついぶんりしょう》」と診断されました。

じつは高校時代にラグビーをやっていて、そのときも同じ診断を受けました。若いころから何度も腰を痛めたことが原因で、腰が悲鳴をあげたのだと思います。病院で処方された痛み止めを飲み、湿布を貼り、毎日コルセットをしていましたが、改善しなかったため手術を受けました。手術をすれば根本的に腰痛を治せると思っていました。

しかし、手術後も痛みはまったく変わらなかったのです。

介護職とはいえ、腰にそれほど大きな負荷をかけているわけではないのに、なぜここまで痛くなるのか。昔からある腰椎分離症が悪化したのなら、なぜ手術をしたのに腰痛が治らないのか。混乱しました。

疑問の答えは、河合先生が教えてくれました。河合先生にＣＴやＭＲＩの画像を確認してもらうと、「手術はうまくいっており、腰は丈夫な状態である」ことがわかりました。ならばなぜ、まだ痛いのか？　その答えは「脳」にあったのです。脳が痛みを過剰に感じてしまっているため、いわば誤作動を起こしているため、腰痛が長引いていると説明を受けました。

初めは雲をつかむような話に思えましたが、河合先生の指導で、まずは家の中にいるときはコルセットを外すようにしました。「腰は治っている」ということを脳に伝えるためです。

３カ月ほどして自信がついてきたら、今度は外出時にもコルセットを外すことになりました。今は、仕事のときだけ緩めにコルセットをしています。

このように、徐々に「腰痛は治っている」ことを脳に教えていくことで、本当に痛みがやわらいでいったのです。痛みがゼロになったわけではありませんが、日常生活はほとんど問題なく過ごせるようになりました。最初に比べたら、痛みは3分の1以下になっています。あとすこしで、仕事中もコルセットをしなくてすみそうです。

腰痛のときは、このまま仕事ができなくなってしまうのではないかと、将来に不安を感じて、本当に苦しかった。ふつうの人がふつうに経験できることを、結婚することもあきらめなきゃならないのかと、落ち込むこともありました。

痛みがなく、ふつうに生活できるって、とても素晴らしいことです。

手術をしても痛みが治らない。今、そんな混乱状態に陥っている方は、「脳の誤作動」を疑ってみてください。

あなたの腰痛は、すでに治っているのかもしれません、私がそうだったように。

第6章

「酸素たっぷり呼吸法」で、こんな痛みや不調も改善する！

肩こりや慢性疲労は「酸素たっぷり呼吸法」でさようなら！

なぜ、長生きする職業第1位はお坊さんなのか？

呼吸はすべての生命活動の基盤です。そのため「酸素たっぷり呼吸法」の効果効能は、腰痛の改善だけにとどまりません。

ゆっくり深く呼吸して自律神経を整えれば、全身の血流がアップし、さまざまな健康効果を得ることができます。

すこし古いデータとなりますが、１９８０年代の国勢調査のデータを分析すると、平均寿命が長い職業の第1位はお坊さんだそうです。また、愛知県がんセンター名誉総長の大野《おおの》竜三《りゅうぞう》先生がまとめられた、「僧侶は同時代に生まれた男性の平均寿命に比べて、19・4歳も長生きする」とのデータもあります。

野菜中心の健康的な食事や、規則正しい生活習慣など、長寿の理由はいろいろ想像できそうですが、「呼吸」の力も大きいと思われます。

禅の修行で瞑想するお坊さんは、とてもゆっくり、深く呼吸しています。すると副交感神経のレベルが高まり、全身の血流量がアップします。血流不足は万病の原因になりますので、お坊さんは呼吸の力で病気を遠ざけているとも考えられます。

また、**禅の瞑想はそもそもマインドフルネスのおおもとになった方法です。当然、マインドフルネスで得られるリラックス効果や疲労回復効果も見込めます。**

これらの点からも、修行の日々を送っている僧侶たちは、呼吸がもたらすパワーによって、はからずも健康長寿を実現しているのかもしれません。

「酸素たっぷり呼吸法」は、肩こり・頭痛・全身の痛みにも効果的

2016年に厚生労働省が実施した国民生活基礎調査によると、体の不調として肩こりをあげる人の割合が、男性は2位、女性は1位でした。

肩こりは、気温の下がる冬季に症状を訴える人が増えます。その原因は血流不足です。血流が滞って、肩や首の筋肉に充分な栄養や酸素が行き届かなくなると、筋肉がガチガチに固まり、痛みの原因物質を作り出してしまうのです。

また、胃腸の疲労が先に出るパターンの肩こりも少なくありません。胃腸の疲労は、自律神経系を通じて、背中の筋肉を緊張させることがわかっています。

背中の筋肉が緊張すると、肩や首の筋肉に疲労物質の蓄積をはじめとするダメージを与えて、肩こりが発生してしまうのです。

「酸素たっぷり呼吸法」は全身の血流量をアップさせますので、肩や首の筋肉の柔軟性も上がり、肩こりの改善につながります。

また、先ほどお伝えした胃腸由来の肩こりについても力を発揮します。

胃腸は自律神経の影響を強く受ける臓器です。交感神経と副交感神経のバランスが崩れることが続くと、腸内環境のバランスも崩れてしまうため、さらに胃腸の働きは弱ってしまいます。

「酸素たっぷり呼吸法」で自律神経を整えて、胃腸が本来の働きを取り戻せば、胃腸の不調が原因で生まれていた肩こりの改善にも相乗効果があるでしょう。

頭痛についても「酸素たっぷり呼吸法」は改善効果が期待できます。頭痛の原因はいくつかありますが、日本人の頭痛のなかで最も多いのは、頭部の筋肉の緊張によって起こる「緊張型頭痛」であり、約２２００万人の方が悩まされているといわれています。

全身の筋肉は筋膜によってつながっているため、腰、背中、肩、首に至るまでのどこかに筋肉の硬直が生まれてしまうと、筋膜によって影響を及ぼし、最終的には頭部の筋肉への血流まで損なわれてしまいます。

また、精神的なストレスによって引き起こされる頭痛も少なくありません。

「酸素たっぷり呼吸法」は、脳や頭部の筋肉の血流量を増やすにはうってつけですし、副交感神経が高まるためストレス解消効果も抜群。頭痛にお悩みの方も試してみる価値があるでしょう。

また、腰痛やこれらの痛み以外でも、長期化している痛みを抱えている方は、ぜひ「酸素たっぷり呼吸法」を実践していただければと思います。

痛みの症状が、腰に現れるか、肩に現れるか、背中に現れるか、脚に現れるか、手に現れるかは人それぞれです。ですが、すべての痛みを感じているのは患部ではなく脳なのです。

つまり、**あらゆる全身の慢性的な痛みは、脳の誤作動によって引き起こされている可能性があります。**

脳にたっぷり酸素を送り届けて、扁桃体などの感情脳の暴走を鎮めるのが、全身の痛みに有効であるといえるのです。

疲労回復にも効果てきめん

病院に行くほどではないけれど、なんだか疲れやダルさを感じる方が増えているようです。2012年に厚生労働省疲労研究班が2000人に調査したところ、約4割の方が6カ月以上続く慢性的な疲労を感じていました。

疲れやダルさは、心身が不調を訴えているメッセージです。そのまま放置しておくと、病気の発症につながってしまう可能性があります。

ひと口に「疲労」といっても、肉体的疲労、ストレスなどによる精神的疲労、あるいは脳を使いすぎたときの脳疲労など、さまざまな疲れがあります。

これらは絡み合って発生するため、体を休めても、心や脳が休まらないと、なかなか疲れはとれません。

そこで活躍するのが「酸素たっぷり呼吸法」です。自律神経は、血流や消化吸収、免疫機能も司っているため、そのバランスを整えることは肉体的な疲労の改善につながります。血流アップによって筋肉にたまった老廃物や疲労物質が掃除され、免疫力アップによって細菌やウイルスに負けない強い体を作ることができるのです。

また、息を吐く時間を長くして副交感神経を高めれば、ストレス解消効果を得られます。

さらに、脳疲労の解消についても「酸素たっぷり呼吸法」はお手の物です。呼吸に集中することで、モンキーマインドから脱出すれば、脳の酸素消費量の60〜80パーセントを占めるデフォルト・モード・ネットワーク（DMN）にエネルギーを無駄に消費されず、脳疲労を改善していくことができます。

つまり、**「肉体的疲労」「精神的疲労」「脳疲労」のすべてにアプローチできるのが、「酸素たっぷり呼吸法」**なのです。

腰痛が改善したあとも、健康習慣の一つとしてぜひ続けてください。

「酸素たっぷり呼吸法」で
プチ不調と老化をブロック！

全身に血液が行き渡り、冷え症・薄毛・肌荒れを改善

私たちの体は、すみずみまで網の目のように血管が張り巡らされています。驚くべきことに、体内の血管の長さは10万キロメートル、地球2周半に及ぶといわれています。途方もない長さの毛細血管が私たちの体内をめぐり、37兆個にもおよぶ全身の細胞に酸素や栄養を届けたり、老廃物を掃除したりしているんですね。

自律神経は、この地球2周半におよぶ全身の血管に沿って走り、血液の流れがスムーズになるようにコントロールしています。

そのため、自律神経が乱れると血流が悪くなり、細胞に酸素や栄養が行き届かず、その結果、さまざまな不調となって現れてくるのです。

わかりやすいのが冷え症です。手足が冷えるのは、血液が手足の末端までたっぷり届いていないため起こります。

また、肌荒れなどのお肌のトラブル、枝毛などの髪のトラブルも、血流不足が大きな原因の1つになります。全身の血流が不足すると、体は酸素や栄養素の使用をセーブするようになります。

すると、生命の維持には関係ない「肌」や「髪」に酸素や栄養が届かなくなり、たまった老廃物も掃除されなくなってしまいます。

その結果、新陳代謝が悪くなって、シミやシワ、たるみやむくみ、吹き出物などの肌トラブルや、髪のパサつきや白髪の増加、薄毛などの髪のトラブルに見舞われてしまうのです。

もちろん薄毛には遺伝的要因やホルモンの影響もありますが、進行を遅らせるのに血流をアップさせることは有効です。

「酸素たっぷり呼吸法」を始めていただくと、肌や髪の不調のような体の外側に現れる部分の改善効果も実感していただけるはずです。ぜひ、お試しを。

横隔膜を動かして、ポッコリお腹を改善。美バストを実現

女性のお悩みの1つである「ポッコリお腹」も、「酸素たっぷり呼吸法」で改善することができます。

そもそもなぜ、お腹がポッコリしてしまうのかというと、理由は大きく2つあります。

1つ目は、「便秘でお腹がはっている」からです。この場合は便秘を解消すれば解決します。

「酸素たっぷり呼吸法」は自律神経を整えて、腸の蠕動《ぜんどう》運動を良好にしますから、便秘の解消が期待できます。

２つ目の理由は、「体幹の筋肉の衰え」による「骨盤のゆがみ」です。骨盤のゆがみは、骨盤の傾きの問題、つまり姿勢不良から生じます。この骨盤を中心とした姿勢不良によって、お腹がポッコリしてしまうのです。

この場合も、「酸素たっぷり呼吸法」ならば解決できます。

「酸素たっぷり呼吸法」は横隔膜を上下に大きく動かすので、体幹の筋肉を刺激して、柔軟性を生み出します。

骨盤を安定させる筋肉にも柔軟性が生まれるため、自然と骨盤のゆがみも矯正されていきます。

すると、全体の姿勢も整うようになり、ポッコリお腹を改善することができるのです。

美しいプロポーションづくりにも呼吸は大切です。

呼吸筋が凝り固まっていると、バストへの血流が滞ってハリが失われる可能性もありますし、持続的な姿勢不良を引き起こして垂れやすくなってしまいます。

また、肋骨《ろっこつ》と肋骨の間にある肋間筋《ろっかんきん》という呼吸筋に柔軟性がないと、胸腔《きょうくう》（肺を収めた胸全体）の動きが制限され、硬くなってしまいます。するとバストの柔軟性が失われ、結果的に左右の胸が離れがちになることも考えられます。

クビレがない寸胴体型になる一因も、呼吸筋の固さにあります。浅い呼吸だと、やはり肺を収めた肋骨に動きがないため、メリハリのない体型になってしまいがちです。

「酸素たっぷり呼吸法」で、呼吸筋を柔軟に動かす習慣を続ければ、いつまでも若々しいプロポーションを維持できるでしょう。

ウイルスや細菌も
「酸素たっぷり呼吸法」で撃退！

「酸素たっぷり呼吸法」で全身の免疫力もアップする！

新型コロナウイルス感染症の脅威によって「免疫」の重要性が叫ばれています。人体には2兆個におよぶ免疫細胞があり、これらがウイルスや細菌を退治してくれて、私たちは健康を保つことができます。

じつはこの免疫細胞の7割は腸に集中しています。そして昨今の最新医学研究によって、腸には驚くべき免疫システムが備わっていることが判明しています。腸には、ウイルスや細菌と闘う準備をするための「トレーニング場」のような場所があり、なんと全身の免疫細胞は血液に乗って腸のトレーニング場にやってきて、さまざまなウイルスや細菌と闘う予行演習をしているというのです。

トレーニングを終えた免疫細胞たちは、血液に乗って全身に運ばれていき、それぞれの担当部署でウイルスや細菌と闘う役割を担います。

つまり、**腸は全身の免疫システムを正常に機能させる「司令本部」**なのです。

腸には1000種類を超える腸内細菌が住んでおり、腸内細菌は免疫細胞を活性化させる役割を担っています。そのため、腸内環境が乱れて、腸内細菌のバランスが崩れると、全身の免疫力が下がってしまいます。

「酸素たっぷり呼吸法」で自律神経のバランスを整えれば、腸の蠕動《ぜんどう》運動が活発になります。

蠕動運動は、食物の栄養を消化吸収するための働きですが、交感神経と副交感神経がバランス良く働くと、動きが活発になります。

交感神経が優位になっている現代人は、**「酸素たっぷり呼吸法」で副交感神経の**

レベルを上げてやることで、腸の蠕動運動を促し、腸内環境を改善していくことができます。

そのことはそのまま、全身の免疫力をアップさせることにつながります。

免疫力が低下すると、体にさまざまな不調や病気を引き起こします。

口内炎やヘルペスができやすくなったり、肌荒れが目立つのは免疫力が落ちているサインです。風邪やインフルエンザ、歯周病、細菌性やウイルス性の食中毒にもかかりやすくなります。

免疫力が落ちたままだと、がんや心筋梗塞、糖尿病など生活習慣病の発症リスクも相乗的に高くなってしまうでしょう。

手遅れにならないうちに、「酸素たっぷり呼吸法」で腸内環境を整えて、免疫細胞を活性化させていただければと思います。

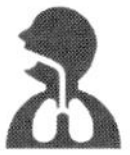

がん・高血圧・生活習慣病
予防にも力を発揮する！

呼吸を変えれば、高血圧・脳梗塞・心筋梗塞予防になる

【高血圧】

高血圧にお悩みの方は、日常的に交感神経が過剰に働いている可能性があります。

交感神経が働くと、血管は収縮します。同じ量の水を流すとき、太いホースよりも細いホースに流すほうが、ホースへの水圧が高くなるのと同じ理屈で、血管の収縮が過剰になると血圧が高くなってしまいます。

一方、副交感神経の働きが高まると、血管はゆるんで、血圧を下げることができます。

呼吸によってコントロールできる自律神経は、息を吸ったときに交感神経が高まり、息を吐いたときに副交感神経が高まることがわかっています。

息を吐く時間が長い「酸素たっぷり呼吸法」は、副交感神経のレベルを高めることで、血管の収縮と弛緩のバランスを良くします。そのため、高血圧の改善が期待できます。

【脳梗塞・心筋梗塞】

浅い呼吸が常態化してしまっている方は、交感神経の働きが優位になっています。

細く収縮した血管の中を血液が流れていくと、血管の内壁を傷つけてしまう恐れがあります。

血液の中には赤血球、白血球、血小板、ブドウ糖、タンパク質、脂質などがあって、それらが収縮した狭い血管を高速で流れると、血管の内壁がダメージを受けてしまいます。

そして、できた傷に、流れてくる血小板やコレステロールなどが次々に蓄積していくと、それがプラーク（こぶ）になります。
プラークが破れて血栓が生じた結果引き起こされるのが、脳梗塞や心筋梗塞。命にかかわる怖い病気です。

血液の流れをスムーズにするには、交感神経と副交感神経のバランスを整えて、血管の動きに躍動感を与える必要があります。そのために「酸素たっぷり呼吸法」は役立ちます。

また、「酸素たっぷり呼吸法」は腸内環境を整えて腸をキレイにするのにも役立ちます。**汚い腸から生まれた血液は免疫細胞の働きを異常化させ、血栓を生み出すリスクを高めてしまう**ことも指摘されています。

生活習慣病予防にも、「酸素たっぷり呼吸法」がオススメです。もちろん、暴飲暴食をしないなど、生活習慣に気をつかうことはお忘れなきように。

がんと腰痛のおおもとの原因は同じ⁉

がんの発症にはさまざまな要素が絡まり合いますが、根本的な原因は「血流不足」「酸素不足」と考えられます。

全身が「血流不足」という緊急事態になると、酸素やエネルギーは生命維持のために使われるようになります。

すると、生命維持には関係のない細胞はエネルギー不足に陥ります。がん細胞への攻撃を担う、ナチュラルキラー細胞などの免疫細胞もエネルギー不足になり、がんへの攻撃力が低下し、その結果、がんが増殖してしまうのです。

さらに、細胞が「酸素不足」になると、人体は低酸素状態でも生き延びるための遺伝子のスイッチを入れます。

このスイッチがオンになると遺伝子の不安定性が生じ、恐ろしいことに、がんの進行を促すさまざまな遺伝子のスイッチも、次々とオンになってしまうことがわかってきています。また、細胞の遺伝子に傷をつけ、細胞のがん化の原因となる酸化ストレスが、低酸素状態で増加することも知られています。

このように、**がんの発症と進行は「血流不足」「酸素不足」が大きな原因になるのですが、これは慢性腰痛の原因でもあります。**

人体にとって、いかに「血流」や「酸素」が大切か、ご理解いただけると思います。

「酸素たっぷり呼吸法」を実践すれば、「万病を遠ざける」といっても、決して過言ではありません。健康の基盤は、血流と酸素によって作られるからです。

健康に長生きしたければ「酸素たっぷり呼吸法」を始めなさい

「酸素たっぷり呼吸法」でうつ病が改善する3つの理由

「酸素たっぷり呼吸法」でゆっくり深く呼吸すれば、痛みをキャッチする扁桃体などの感情脳の暴走を鎮めることができます。

お伝えしたように、扁桃体は、「苦しい」「つらい」「悲しい」などの感情をキャッチする部位でもあります。苦しみや悲しみに対して、扁桃体が過剰に反応するのを抑えることができれば、ネガティブな感情から離れることができ、さまざまなメンタルトラブルの改善につながっていくことでしょう。

また、**うつ病の患者さんには「反復思考」が多い**といわれています。同じことを何度も繰り返し考えてしまう思考のクセです。次々にネガティブなことを考えてしまう「モンキーマインド」です。ここに**慢性腰痛の患者さんとの共通点が見**

られます。両方に苦しんでいらっしゃる方も少なくありません。「酸素たっぷり呼吸法」で呼吸に集中し、電車に乗ってやってくる「ネガ猿」たちをやりすごす「プラットホーム思考」を身につけていけば、しだいに心はラクになっていくはずです。

さらに、「酸素たっぷり呼吸法」は、「幸せホルモン」と呼ばれるセロトニンの分泌にも役立ちます。うつ病は、セロトニンが減少することで発症するとも考えられています。セロトニンは精神を安定させたり、安心感や平常心をもたらしたりする物質です。そのため、うつ病の治療ではセロトニンを増やす抗うつ剤が処方されています。

ですが、セロトニンは体内で増やすことができます。じつはセロトニンの90パーセントは腸で作られているのです。

そのため、**腸内環境を良好にすることによって、セロトニンの分泌量を増やす**

ことができます。

「酸素たっぷり呼吸法」はこのように、うつ病をはじめとするメンタルトラブルに非常に有効です。呼吸法を活用した精神疾患の治療法は、アメリカではすでに常識になっています。

「酸素たっぷり呼吸法」は認知症予防にも効果的！

２０２５年には、65歳以上の高齢者の約５人に１人は認知症になるといわれています。

認知症（アルツハイマー型認知症）の発症メカニズムは完全には解明されていませんが、脳の血流を増加させると脳が若く保たれることがわかってきている以上、脳の酸素不足が大きな影響を与えていることは間違いありません。

繰り返しますが、脳の酸素消費量は全身の約20パーセントを占めます。そのため、脳にたっぷり酸素が供給されていないと、ダメージが蓄積されていき、高齢になって認知症という形で現れてくる可能性があるのです。

ここで注意していただきたいのは、ふだんの生活で「口呼吸」をされている方です。２０１３年、医学誌「ニューロレポート」において、口呼吸と鼻呼吸を比べたとき、口呼吸のほうが脳の前頭葉の酸素消費が多くなり、活動が休まらないことが報告されています。

つまり、**口呼吸をしていると、前頭葉が慢性的な疲労状態となり、脳全体の酸素量が減ってしまう可能性が明らかになった**のです。

論理的思考をつかさどる前頭葉の疲労と認知症の発生に因果関係があるかは、まだ証明されていません。しかし口呼吸では、脳に酸素を取り込む量が減ってしまうのみならず、アレルギーやうつ病、ドライマウスなどへの悪影響も指摘されており、できるかぎりふだんの呼吸も鼻呼吸に変えていくのが望ましいでしょう。「酸素たっぷり呼吸法」で鼻呼吸を練習して、酸素を脳にたっぷり送り届けることを習慣化させましょう。

なお、前頭葉は本書で「理性脳」と呼んできた部位です。ＤＬＰＦＣなど痛みを鎮めるための部位がある場所です。

口呼吸によって、理性脳が慢性的な疲労状態になると、痛みを鎮める機能が正常に働かず、慢性的な痛みになってしまう可能性があります。

腰痛を改善するためにも、口呼吸の方は、鼻呼吸に変えることをオススメします。

１０５歳まで生きた日野原重明先生も深い呼吸をしていた

最後に、ゆっくり深い呼吸を生涯実践され、１００歳を超える健康長寿を実現した２人の医師をご紹介しましょう。

１０６歳を目前に天寿を全うされた塩谷信男《しおやのぶお》先生。幼少期は病弱だったものの、中学生のころに深い呼吸法を自ら考案して実践。内科医になってからも、呼吸の大切さを患者さんに伝えながら、自らも幾多の病気を深い呼吸によって克服してきたといいます。

しかも晩年は週に1回はゴルフを楽しみ、エイジシュート（自分の年齢以下のスコアでまわること）を、87歳、90歳、94歳のときに達成。寝たきりどころか足腰は丈夫で、認知症の兆候もなく、老眼もなく、歯もぜんぶ自前のものだったそうです。

まさに健康長寿を絵に描いたような生き方をされた塩谷先生。その健康を支えたのは、深い呼吸法だったのです。

また、１０５歳で亡くなられた日野原重明先生も、呼吸を大切にして長生きされた１人です。日野原先生は、最初に息をゆっくり吐ききり、そのあと息を吸い込む呼吸法を毎日10回続けていたといいます。まさに「酸素たっぷり呼吸法」と同様の呼吸法を実践されていたのです。

また、晩年はうつぶせ寝をされていたそうです。頭部と、胸と、お腹に、それぞれ枕を置いて、その上にうつぶせになって寝ていたといいます。すると、呼吸が深くなって肺活量が増えるそうです。

他にも日野原先生は、１００歳を超えてもエスカレーターには乗らず、階段を使って足腰を鍛えていたといいます。「運動している間はストレスを感じない」とおっしゃっているように、ストレスをためない生き方を実践されていたのでしょう。

このお2人は、健康長寿界のスターですが、されていたことは単純です。

しっかりと深い呼吸をして、適度な運動をして、ストレスをため込まず、人生を思いきり楽しめば、100歳まで健康に生きることも不可能ではないのです。

そのためのお手伝いを「酸素たっぷり呼吸法」がします。

今は腰痛に悩まれている方も、ぜひ「酸素たっぷり呼吸法」を始めてみてください。

病院でも、整体でも、鍼灸でも治らなかったあなたの痛みは、もう怖いものではありません。この本を読んでくださったあなたは、腰痛の正体を知りました。

だからもう、怖くありません。

「酸素たっぷり呼吸法」があなたの腰痛をかき消し、不調や病気を遠ざけ、いつまでも元気に過ごすためのお役に立てることを、心から願っております。

おわりに

最後までお読みいただき、誠にありがとうございました。

いろいろなことを書いてきましたが、私がこの本でお伝えしたかったエッセンスを一言でいうと、

「酸素たっぷり呼吸法」は「心と体をラクにする、とても取り組みやすい方法である」ということです。

私自身、痛みを抱えて苦しんでいたことを本文中にも書きましたが、痛みを手放せてラクになれた最後の決め手が、呼吸法を習慣づけることでした。

もちろん今でも続けています。もうクセになっているので、特に「今からやるぞ！」という感覚はありません。とても心地良いものです。

もしかするとあなたは、「一生、このまま腰痛を抱えて生きていくのか……」と自分の腰を呪った日があったかもしれません。自分だけ人生から取り残されているような気がして、深い孤独を感じていたかもしれません。腰痛によって強いストレスを感じながら過ごしてきた日々は、とてもつらかったことと思います。

「酸素たっぷり呼吸法」を心と体のお守りにして、毎日行ってみましょう。あなたは一人ではありません。私のクリニックにやってくる患者さんも、あなたと同じように腰痛に苦しんでいました。初診ではつらく険しい表情をしていた方が、「酸素たっぷり呼吸法」を続けていくと、どんどん笑顔が溢れてきます。それを見て、私も幸せを感じます。

次はあなたの番です。あなたが腰痛のない生活を取り戻して、かけがえのない人生を存分に楽しまれていくことを、陰ながら応援しております！

河合隆志

【著者プロフィール】
河合隆志　かわい・たかし
1975年、愛知県出身。医学博士。日本整形外科学会専門医。

慶應義塾大学理工学部卒業、同大学院修士課程修了。

東京医科大学医学部卒業。東京医科歯科大学大学院博士課程修了。

痛み研究の最先端をいく愛知医科大学学際的痛みセンター勤務後、米国のペインマネジメント&アンチエイジングセンターほか研修。

2016年、フェリシティークリニック名古屋を開院。原因不明の痛みに悩まされている患者さんの「最後の砦」を自負し、対処法ではなく痛みを根本的に治す治療を試みている。

著書に『痛み専門医が考案　見るだけで痛みがとれるすごい写真』（アスコム）など。

制作	株式会社伊勢出版
編集	堀田孝之
ブックデザイン	若狭陽一
DTP	G-clef
イラスト	植本勇

医者が考案した
腰痛がラクになる「酸素たっぷり呼吸法」

著者　河合隆志

発行日	2020年7月5日 初版発行
発行人	笠倉伸夫
編集人	新居美由紀
発行所	株式会社笠倉出版社
	〒110-8625 東京都台東区東上野2-8-7 笠倉ビル
営業・広告	0120-984-164
編集	0120-679-315
印刷・製本	株式会社光邦

ISBN 978-4-7730-6109-3
乱丁・落丁本はお取り替えいたします